Dr. Tatjana Braun
Dr. Felix King

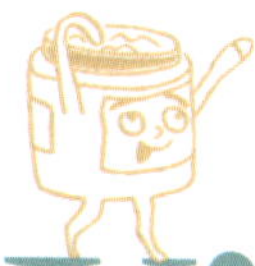

1×1 der Kinderhaut

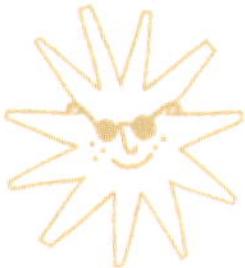

Bibliografische Information der Deutschen Nationalbibliothek
Die Deutsche Nationalbibliothek verzeichnet diese Publikation in der Deutschen Nationalbibliografie. Detaillierte bibliografische Daten sind im Internet über https://dnb.de abrufbar.

Für Fragen und Anregungen
info@m-vg.de

Wichtige Hinweise
Dieses Buch ist für Lernzwecke gedacht. Es stellt keinen Ersatz für eine individuelle medizinische Beratung dar und sollte auch nicht als solcher benutzt werden. Wenn Sie medizinischen Rat einholen wollen, konsultieren Sie bitte einen qualifizierten Arzt oder eine qualifizierte Ärztin. Der Verlag sowie der Autor und die Autorin haften für keine nachteiligen Auswirkungen, die in einem direkten oder indirekten Zusammenhang mit den Informationen stehen, die in diesem Buch enthalten sind.

Ausschließlich zum Zweck der besseren Lesbarkeit wurde auf eine genderspezifische Schreibweise sowie eine Mehrfachbezeichnung verzichtet. Alle personenbezogenen Bezeichnungen sind somit geschlechtsneutral zu verstehen.

Originalausgabe
1. Auflage 2025

Türkenstraße 89
80799 München
Tel.: 089 651285-0

Redaktion: Dr. Susanne Meinrenken
Umschlaggestaltung: Sonja Stiefel
Umschlagabbildung: Laura Lindenmann
Illustrationen (Cover und Innenteil): Felix King
Autorenporträt, S. 190: Felix King
Layout und Satz: feschart print- und webdesign, Michaela Röhler, Leopoldshöhe
Druck: Florjancic Tisk d.o.o., Slowenien
Printed in the EU

ISBN Print 978-3-7423-2792-5
ISBN E-Book (EPUB, Mobi) 978-3-7453-2601-7

Dr. Tatjana Braun
Dr. Felix King

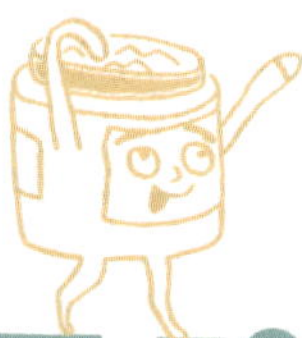

1x1 der Kinderhaut

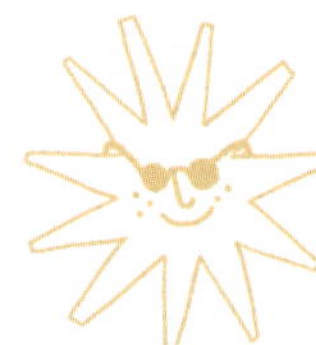

Was tun, wenn's juckt, brennt und schuppt

So schützt du die Haut deines Kindes in den ersten Lebensjahren

Illustrationen von
Felix King

riva

Inhalt

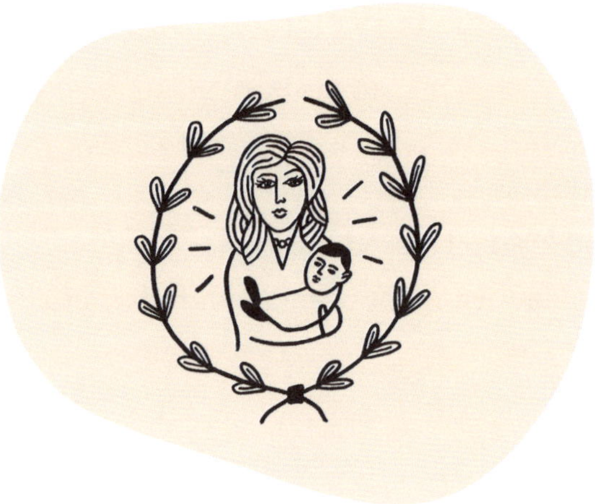

Für alle Mütter und Väter,
die trotz Chaos und Schlafmangel jeden Tag ihr Bestes geben

Vorwort von Felix King

Naturkosmetik oder Kortison, Waschlappen oder Feuchttuch, cremen oder lieber nicht? Wenn es um Kinderhaut geht, gibt es die unterschiedlichsten Meinungen und noch mehr gute Ratschläge. In einem sind wir uns aber alle einig: Als Eltern wollen wir nur das Allerbeste für unser Kind.

Und das beginnt schon lange, bevor das Baby da ist. Vielleicht hast du dir schon in der Schwangerschaft ausgemalt, wie dein Kind wohl aussehen würde. Große Kulleraugen? Eine kleine Stupsnase? Rosige Wangen? Dann kam dieser Moment, der alles veränderte. Dein Baby wurde dir auf die Brust gelegt, winzig und zerknittert, aber mit einem Gesichtsausdruck, der sagte: »Hier bin ich!« Die riesigen Augen haben dich angesehen, und in diesem Augenblick, voller Staunen und Liebe, wusstest du: Für dieses kleine Wesen würdest du alles tun. Und dazu gehört auch die richtige Pflege.

Und hier kommt die Haut ins Spiel – diese faszinierende Hülle, die alles zusammenhält und über die dein Kind mit dir kommuniziert, noch bevor es sprechen kann. Haut ist mehr als bloß Oberfläche: rosig oder blau? Ärzte können daran sofort erkennen, wie es dem Baby geht. Für uns Eltern ist die Haut unseres Kindes Anlass für liebevolle Spekulationen (»Ganz der Papa!«) und ein Freudenfest für die Nase. Denn ehrlich: Gibt es einen besseren Duft als den von Kinderhaut? Aber so einzigartig sie auch ist, Kinderhaut stellt auch besondere Anforderungen. Das hautstraffende Anti-Aging-Serum von Mama, die 10-in-1-Creme von Papa oder die Schrundensalbe von Tante Rosi würde vermutlich kein Elternteil einfach auf die Haut vom Junior geben. Aber welches der unzähligen Produkte aus den langen Regalen im Drogeriemarkt ist denn gut für Kinderhaut? Oder ist weniger doch mehr? Viele Eltern sind sich unsicher, was Kinderhaut wirklich braucht.

Hilfe! Mein Kind hat Hautprobleme

Wunder Po, Sonnenbrand oder Warzen – je älter dein Kind wird, desto mehr Herausforderungen bringt seine Haut mit sich. Zum Glück ist das Meiste harmlos und oft mit ein paar Handgriffen wie einem Pflaster oder einer Creme wieder im Griff. Hautpflege kann wirklich ein Kinderspiel sein! Doch dann gibt es die Hautprobleme, die zwar nicht gefährlich, aber für die ganze Familie eine echte Geduldsprobe sind. Wenn dein Kind zum

Beispiel die Krätze mit nach Hause bringt und plötzlich die ganze Familie juckt, braucht es geballtes Teamwork und das richtige Know-how, um die kleinen Krabbler wieder loszuwerden. Und dann gibt es da noch die hartnäckigen Hauterkrankungen, die den Alltag wirklich durcheinanderwirbeln – Neurodermitis zum Beispiel. Ein Kind, das sich Tag und Nacht kratzt, unter wunder Haut und chronischem Schlafmangel leidet, kostet uns Eltern oft den letzten Nerv. Wir fühlen uns hilflos und stellen uns endlose Fragen: »War die Creme die falsche? Habe ich ihm das Falsche zu essen gegeben?«

Die Antwort lautet meist Nein. Selbst wenn du andere Cremes benutzt oder das halbe Leben umstellst, hätte sich die Haut deines Kindes kaum anders entwickelt. Und wenn es wirklich etwas gegeben hätte, was du hättest besser machen können – es ist okay. Eltern sein ist wie Tennis spielen: Manchmal geht der Ball ins Netz, egal, wie gut man ist. Statt dir Vorwürfe zu machen, hilft es, mit klarem Kopf die passende Pflege und Behandlung zu finden, die deinem Kind wirklich hilft. Keine Zeit, den Kopf in den Sand zu stecken – lass uns lieber einen Blick in die spannende Welt der Kinderhaut werfen, damit wir verstehen, was diese Haut so besonders macht und wie wir sie glücklich und gesund halten können!

Siegfried und Roy der Kinderhaut

In den Monaten vor der Geburt meines eigenen Kindes habe ich die dicken Lehrbücher aus dem Medizinstudium wieder hervorgekramt und mich durch die Kapitel zur Kinderhaut gelesen. Ich wollte alles richtig machen – die besten Windeln, die optimale Pflege. Doch schnell kam die Erkenntnis: »Kinder sind keine kleinen Erwachsenen!«. Ihre Haut folgt eigenen Gesetzen, mit Stärken und Schwächen, die es erst einmal zu entdecken gilt. Also rief ich meine ehemalige Kollegin Tatjana »Tati« Braun an, die in meinen Augen *die* Expertin für Kinderhaut ist. Nach unserer gemeinsamen Ausbildungszeit hat sie von internationalen »Kinderhaut-Gurus« gelernt und sich zur Kinderhautärztin weiterbilden lassen. Die seltensten und ungewöhnlichsten Ausschläge sind ihre Welt und sie kennt die Kinderhaut bis in die letzte Zelle. Ich würde mich nicht wundern, wenn Tatjana regelmäßig von Ekzemen, allergischen Ausschlägen oder Warzen bei Kindern träumen würde.

Ich fragte sie, ob sie Lust hätte, mir und anderen Eltern zu helfen, Licht in die geheimnisvolle Welt der Kinderhaut zu bringen. Tati sagte sofort zu. Seitdem nutzen wir jede Gelegenheit, um Eltern alles zu erklären, was es von A wie Akne bis Z wie Zinksalbe zu wissen gibt. Tati ist die Expertin im Team, für sie ist keine Studie zu kompliziert und keine Wissenslücke zu groß. Und ich? Ich gebe mein Bestes, ihr Fachchinesisch in Alltagssprache zu übersetzen. Zusammen sind wir Siegfried und Roy der Kinderhaut! Tiger haben wir keine im Gepäck, dafür aber jede Menge Bakterien, Zecken und Ausschläge.

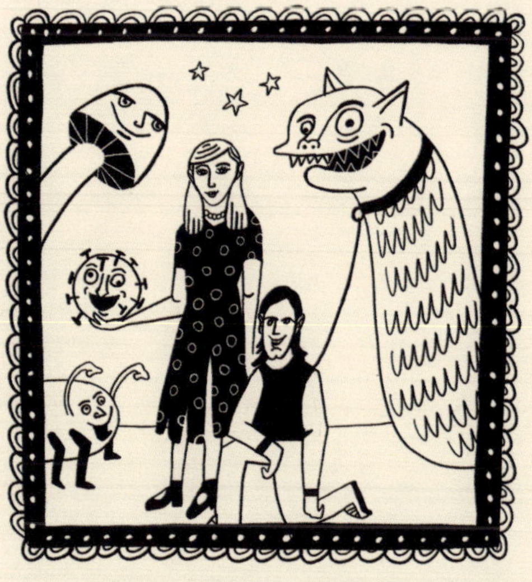

Kapitel 1

Die Haut, eine wahre Superheldin

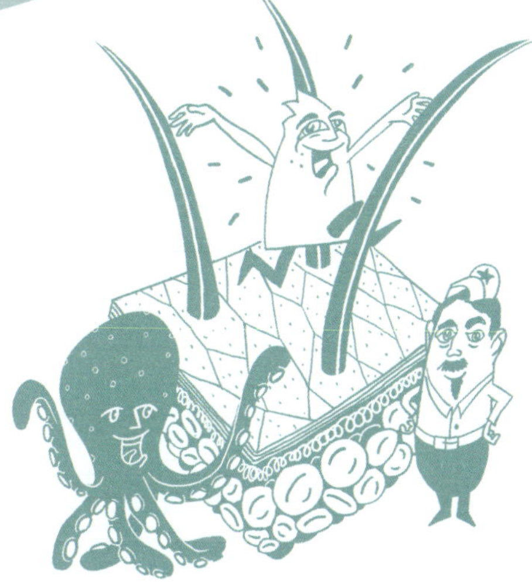

Das größte Organ des Körpers

Als Hautärztin oder Hautarzt hört man ständig diesen Spruch und vielleicht kennst du ihn auch. Die Wichtigkeit der Haut wird hervorgehoben, indem man auf ihre beeindruckende Größe verweist, die alle anderen Organe in ihren Schatten stellt. Es stimmt schon: Die Haut eines Erwachsenen ist ganze zwei Quadratmeter groß und bringt stolze drei oder vier Kilogramm auf die Waage. Aber seit wann sind denn Größe und Gewicht ausschlaggebend?

Auf die Werbetafel für das Gehirn könnte man entsprechend schreiben: »Das Organ mit dem größten Fettanteil! Oder für die Augen: »Kein Organ so rund wie die Augen – und das gleich zweimal!«. Dabei ist allen klar, dass das Gehirn deutlich mehr zu bieten hat, als im Schädel vor sich hin zu schwabbeln. Und dank der Augen sehen wir die Wunder der Welt! Wen interessiert es da, dass sie rund sind?

Billige Werbung hat die Haut meiner Meinung nach gar nicht nötig. Unsere Haut hat nämlich so viel mehr zu bieten als ihre Größe! In ihr steckt ein ganzes Universum. Sie ist eine Welt voller breitschultriger Türsteher, emsiger Maurer, vielarmiger Künstlerinnen und unerschrockener Kämpferinnen. Straßen aus Blutgefäßen durchziehen sie, bringen Nährstoffe, regulieren die Temperatur und lassen uns die Schamesröte ins Gesicht steigen. Dann gibt es noch einen Kabelsalat aus Nerven, der es uns möglich macht, unsere Liebsten und alles um uns herum zu ertasten. Und außerdem ist sie der Sitz der großen und kleinen Haare, die nicht nur unerlässlich sind für eine hippe Frisur, sondern uns auch vor Mückenstichen schützen. Tag für Tag arbeitet die Haut auf Hochtouren. Und das nur, damit wir uns wohl in ihr fühlen.

Die verschiedenen Hautfarben

Wir Menschen haben ganz unterschiedliche Hautfarben. Achte beim nächsten Spielplatzbesuch darauf und du wirst staunen, wie farbenfroh die menschliche Haut ist. Wie aber entsteht die Farbe der Haut eigentlich? Gibt es einen Grund dafür, dass manche Menschen helle und andere wiederum dunkle Haut haben? Die Antworten auf diese Fragen findest du in diesem Kapitel. Außerdem erfährst du, warum die Hautfarbe wichtig ist, um bei Hautveränderungen auf die richtige Diagnose zu kommen.

Daher kommt unsere Hautfarbe

Die Hautfarbe entsteht durch eine bunte Mischung aus Rot, Blau, Gelb und Braun. Das Rot kommt vom Blut, welches mit Sauerstoff aufgeladen ist, die blaue Farbe vom sauerstoffarmen Blut. Gelb oder Orange wird die Haut, wenn wir mit der Nahrung viele Karotine aufgenommen haben, zum Beispiel aus Karotten oder gelb gefärbter Limonade. Zu guter Letzt kommt der Braunton vom Pigment, das unsere Haut selbst produziert. Das Hautpigment, auch Melanin genannt, hat den größten Einfluss auf unsere Hautfarbe. Grundsätzlich gilt: Wenig Pigment lässt die Haut weiß oder pink erscheinen, viel Pigment sorgt für dunkelbraune bis schwarze Haut. Über das Jahr hinweg schwankt die Menge an Pigment zwar etwas – nach dem Strandurlaub ist sie etwas höher, im Winter niedriger –, aber im Großen und Ganzen entscheiden die Gene über unsere Hautfarbe.

Hast du dich schon einmal gefragt, warum wir Menschen überhaupt unterschiedliche Hautfarben haben? Ich habe lange gedacht, die Antwort auf diese scheinbar alberne Frage zu kennen. Aber der Schutz vor Sonnenbrand ist nicht der Grund dafür, dass Menschen in wärmeren Regionen dunklere Haut haben. Der Schutz vor Sonnenbrand ist im Prinzip nichts weiter als ein positiver Nebeneffekt. Aber der Reihe nach.

Die Gene für unsere Hautfarbe werden von der Evolution bestimmt. Und seit dem Naturforscher Charles Darwin wissen wir, dass es in der Evolution nur um eines geht: sich möglichst erfolgreich fortzupflanzen. Egal ob Leguan, Meerschweinchen oder Mensch – auf gesunden Nachwuchs kommt es an. Die Topauswahl an Genen, die es in unser Erbgut schaffen, basiert auf diesem einfachen Prinzip: Fördert das Gen die Fortpflanzung oder nicht? Wenn die Antwort Nein lautet, landet das Gen im Nirwana der Evolution.

Allein der Schutz vor Sonnenbrand und Hautkrebs reicht nicht, damit es die Gene für die Hautfarbe in die Auswahl schaffen. Denn trotz Sonnenbrand kann man sich bekanntermaßen problemlos fortpflanzen. Und wenn Jahrzehnte später auf die vielen Sonnenbrände der Hautkrebs folgt, sind die Gene schon längst an die Kinder weitergegeben. Also muss es noch einen anderen Grund geben, und zwar einen, der direkt mit der Fähigkeit zu tun hat, gesunden Nachwuchs zu zeugen. Das Geheimnis lautet: Schutzwirkung der Folsäure. Folsäure – die Leserinnen unter euch erinnern sich bestimmt – ist das Vitamin, das ihr während der Schwangerschaft als Tablette einnehmen musstet. Folsäure ist für das heranwachsende Baby überlebenswichtig. Sie ist für eine korrekte Zellteilung unerlässlich und ein Mangel, zum Beispiel bei unzureichender Zufuhr mit der Nahrung, kann zu schweren Missbildungen oder zum Tod des Kindes führen.

Und was hat das nun mit der Hautfarbe zu tun? Sonnenlicht ist so hochenergetisch, dass es die im Körper vorhandene Folsäure buchstäblich in Stücke schießt, wenn die Haut nicht durch Pigment geschützt ist. In den 200.000 Jahren vor der Erfindung der Sonnencreme war der Mensch also auf Pigment in der Haut angewiesen. Nur so konnten Mütter gesunde Kinder auf die Welt bringen. Menschen, die in den sonnenreichen Gegenden in der Nähe vom Äquator lebten, brauchten besonders viel Pigment und entwickelten daher dunkle Haut. Je weiter vom Äquator entfernt man lebte und je geringer die UV-Strahlung war, desto weniger schützendes Pigment war für gesunde Nachkommen nötig.

Mit der Sonne ist es aber so eine Sache: Auf der einen Seite hat sie so viel Power, dass wir unsere Folsäure vor ihr schützen müssen. Aber wir brauchen die Sonne auch. Sie ist nämlich bei der Produktion eines anderen Vitamins maßgeblich beteiligt: Vitamin D. Wie die Folsäure auch ist dieses Vitamin für gesunde Kinder unerlässlich. Der Körper produziert Vitamin D in Kooperation mit der Sonne. Und wo kein Sonnenlicht ist, entsteht auch kein Vitamin D. In Gegenden mit weniger Sonnenschein ist es deshalb wichtig, einen helleren Hautton zu haben, der mehr Sonne in die Haut lässt. Über Jahrtausende haben sich deshalb die verschiedensten Hautfarben entwickelt – jede genau abgestimmt auf die Sonnenintensität in der jeweiligen Weltregion.

Die Hautfarbe macht den Unterschied

Dass Menschen mit dunklerer Haut weniger Sonnenbrand bekommen, ist klar. Neben Aussehen und Sonnenbrandneigung gibt es aber noch ein paar andere interessante Unterschiede zwischen den Hautfarben. Von »Skin of Color« spricht man übrigens bei Menschen mit den Hauttypen III bis VI (Seite 70).

Sonne verursacht auf der Haut nicht nur Sonnenbrand, sondern verstärkt noch eine Reihe weiterer Probleme. Die Sonnenstrahlen lassen zum Beispiel eine Couperose *(Rosacea)* im Gesicht erst so richtig aufflammen, zudem verursachen sie Hautschäden, aus denen sich später im Leben Hautkrebs entwickeln kann. Da Menschen mit heller Haut von Natur aus weniger gegen die Sonne geschützt sind, sind sie von diesen Problemen eher betroffen. Außerdem ist das Sonnenlicht maßgeblich für die Hautalterung verantwortlich, weil UV-Strahlen Zellen schädigen und Detox-Prozesse behindern.

In puncto Hautalterung hat dunkle Haut gleich zwei Vorteile: Die hochenergetischen UV-Strahlen werden noch an der Oberfläche abgeblockt und können keinen Schaden in der Haut anrichten. Gleichzeitig ist die Haut von Natur aus etwas robuster. Verantwortlich ist dafür die Menge an Kollagen und elastischen Fasern in der Haut, die bei Menschen mit dunkler Haut etwas höher ist. Diese zusätzlichen Fasern machen die Haut besonders widerstandsfähig und sorgen außerdem für einen Anti-Falten-Effekt.

Doch neben den vielen Vorteilen, gibt es auch einen Nachteil , denn dunkle Haut kann Feuchtigkeit nicht so gut speichern. Deshalb haben Kinder mit dunkler Haut nicht nur häufiger raue, trockene Haut, sondern neigen auch eher zu Hauterkrankungen wie Neurodermitis und Schuppenflechte.[1]

Außerdem kommt es nach Verletzungen von dunkler Haut häufiger zu Problemen. Wenn nach einer tieferen Hautwunde die Narbenbildung einsetzt, sind die Kollagen produzierenden Zellen besonders fleißig. Sie bilden Unmengen von Kollagen, das die Lücke in der Haut auffüllen soll. Wie wir schon gehört haben, sind diese Zellen aber bei dunkler Haut im Normalzustand bereits sehr aktiv. Wenn sie durch die Aufgabe, eine Narbe produzieren, zusätzlich stimuliert werden, kann es passieren, dass sie über ihr Ziel hinausschießen. Dann wird so viel Narbengewebe produziert, dass die Narbe dick und wulstig auf der Haut sitzt.

Doch nicht nur bei einer Hautoperation, die eine Narbe hinterlassen kann, sondern auch für andere dermatologische Behandlungen spielt die Hautfarbe eine Rolle. Wenn man bei der Ärztin oder beim Arzt zum Beispiel eine störende Warze weglasern lassen möchte, sollte man wissen, dass der Laser nicht nur die Warze, sondern auch die pigmentierten Zellen zerstören kann. So kann auf dunkler Haut nach der Behandlung ein heller Fleck zurückbleiben.

Auf dunkler Haut sieht manches anders aus

Stell dir vor, dein Kind hat eine Hautkrankheit. Und es vergeht kein Tag ohne Jucken, Kratzen und Tränen. Irgendwann hast du alle Hausmittel ausprobiert, die dir von deinen Freundinnen und Freunden empfohlen wurden. Und weil nichts funktioniert hat, hast du einen Termin in der Hautarztpraxis vereinbart. Als nach wochenlangem Warten der Tag endlich kommt, begleitest du dein Kind mit klopfendem Herzen ins Untersuchungszimmer. Die Hautärztin betritt den Raum. Aber anstatt wie aus der Pistole geschossen die Diagnose zu verkünden, hat sie Fragezeichen in den Augen. Der traurige Grund: Ärzte sind oft farbenblind, wenn es um Hautprobleme auf dunkler Haut geht.

So geht es vielen Kindern, die keine weiße Hautfarbe haben. Sie pilgern von Ärztin zu Arzt und kriegen oft nicht die Hilfe, die sie brauchen. Der Wille ist da, aber es fehlt oft schlichtweg die Erfahrung mit Haut, die nicht weiß ist. Hauterkrankungen sehen nämlich auf den unterschiedlichen Hautfarben ganz unterschiedlich aus.

Der Mangel an Expertise im Umgang mit nicht weißer Haut hat den einfachen Grund, dass 95 Prozent der Abbildungen in Lehrbüchern weiße Haut zeigen. Und diese Bilder speichern wir Ärztinnen und Ärzte wie bei einem Memory-Spiel in unserem Hirn ab. Wenn eine Patientin oder ein Patient zu uns kommt, vergleichen wir das, was wir auf der Haut sehen, so lange mit den Memory-Karten in unserem Kopf, bis wir einen Treffer landen. Wenn die entsprechende Karte aber fehlt, zum Beispiel weil wir nicht abgespeichert haben, dass eine Hautentzündung auf dunkler Haut braun-lila aussieht, sind wir erst einmal ratlos.

Bei Kindern mit dunkler Haut wird die korrekte Diagnose erst sehr spät gestellt und die richtige Behandlung verzögert sich. Für die Familien bedeutet das längere Leidenswege, mehr erfolglose Therapieversuche und ganz viel berechtigte Frustration.

Die gute Nachricht ist, dass es mittlerweile einige Bemühungen gibt, diesen Missstand zu beheben. Spezielle Sprechstunden wurden eingerichtet, Expertenkommissionen gegründet und Abbildungen in Lehrbüchern zunehmend mit solchen mit nicht weißer Haut ergänzt. Bis die Lücke geschlossen ist und alle Kinder gleich gut behandelt werden, werden aber noch einige Jahre ins Land gehen.

Was es zu entdecken gibt

Hautfarbe ist aber nur der Anfang. Widmen wir uns nun den Aspekten der Haut, die mit bloßem Auge nicht zu erkennen sind. Wie ist sie aufgebaut und was steckt alles in ihr? Du wirst sehen, dass die Ursachen von vielen Hautproblemen bei Kindern glasklar werden, wenn man die verschiedenen Schichten und die Funktionen der Haut durchschaut hat. Wenn man zum Beispiel weiß, welche Aufgabe die Hautbarriere hat, wird verständlich, warum Eincremen bei Neurodermitis so wichtig ist. Die Haut hat drei Schichten:

- Die **Epidermis** (*epi* für »oben drauf«, *dermis* für »Haut«) ist die oberste Hautschicht.
- Unter der Epidermis liegt in der Mitte die **Dermis**, auch **Lederhaut** genannt, eine derbe Schicht, die die Haut strapazierfähig macht.

- Unter der Lederhaut findet man die **Subkutis** (*sub* für »unter«, *kutis* für »Lederhaut«), das **Fettgewebe** als Polsterung und Isolationsschicht. Damit sind unser Hüftgold und die sonstigen Fettpölsterchen gemeint. Sie werden auch zur Haut gezählt. In diesen drei Schichten ist einiges los.

Barriere mit doppeltem Boden

In der Epidermis wird fleißig gewerkelt, Millionen von Zellen sind am Werk und produzieren Tag für Tag die Hornhaut. Man kann sich die Epidermis wie eine Produktionsstraße vorstellen. In der untersten Etage befinden sich unreife Zellen, die wie mit einem Aufzug langsam nach oben Richtung Hornhaut aufsteigen. Die Fahrt dauert insgesamt etwa 28 Tage. In dieser Zeit reifen die Zellen und machen sich bereit für ihren Einsatz. Dafür bauen sie ihren Zellkörper um, entwickeln kleine Säckchen, in denen sie Horn speichern und bekommen Hautpigment aufgeladen. Oben an der Hautoberfläche angekommen, heißt es für die Hornzellen, Abschied zu nehmen und als abgestorbener Zellrest Teil der Hornschicht zu werden. Die Hornzellen geben ihr Leben für den Schutz unserer Haut!

Die Hornschicht ist eine hauchdünne Schutzschicht, die unseren gesamten Körper umschließt. Sie ist elastisch und biegsam, damit sie unsere Bewegungen nicht einschränkt. Aber sie ist auch widerstandsfähig genug, um uns vor schädlichen Einflüssen unserer Umwelt zu schützen. Wenn man mit einem Mikroskop in die Hornschicht hineinzoomt, erinnert der Aufbau der Hornschicht an eine Backsteinmauer. Man sieht die toten Hornzellen wie Backsteine neben- und aufeinander gestapelt. Der Mörtel, der die Zwischenräume auskleidet, besteht aus Fetten *(Lipiden)*. Es gibt Erkrankungen, bei denen der Fettmörtel fehlerhaft ist, was die ganze Backsteinmauer spröde und die Hornschicht durchlässig macht. Aber dazu später mehr.

Weil unsere Körperteile unterschiedlich stark belastet werden, ist die Hornhaut an manchen Stellen dicker und an manchen dünner: An den Augenlidern, wo sie kaum Belastung aushalten muss, ist sie mit circa zehn Mikrometern sehr dünn.[2] An den Fußsohlen, wo sie jeden Tag einiges aushalten muss, erreicht sie bis zu anderthalb Millimeter und ist 150-mal so dick.

Als Schutzhülle gehört es zu den Aufgaben der Hornschicht, Keimen den Weg in die Haut möglichst schwer zu machen. Dafür hat sie unter anderem ihren berühmten Säureschutzmantel. Er besteht aus Schweiß, Talg und abgeschilfertem Hornmaterial und bildet einen leicht sauren Film auf der Haut. Der ist etwa so sauer wie ein milder Weißwein (pH-Wert 4,5 bis 5,5) und hilft, Bakterien (und andere üble Zeitgenossen) auf Abstand zu halten. Häufiges Reinigen spült diesen Säureschutzmantel übrigens von der Haut. Dasselbe gilt für Händedesinfektionsmittel.

Eine intakte Hornschicht ist für unsere Gesundheit extrem wichtig. Wenn sich also die Haut deines Kindes rau oder spröde anfühlt, dann ist es Zeit, der lieben Hornschicht etwas unter die Arme zu greifen. Mit einer feuchtigkeitsspendenden Creme wird sie schnell wieder geschmeidig und kann unsere Haut erfolgreich schützen.

Kommen wir noch einmal zurück zur Epidermis, dem Teil der Haut, der für die Produktion der Hornschicht verantwortlich ist. Neben den Hornzellen sitzen hier außerdem die Pigmentzellen. Sie sind wie kleine Oktopusse, die schwarze Tinte, sogenanntes Melanin, produzieren und dieses mittels ihrer vielen Tentakeln an die Hornzellen abgeben.

Das Pigment schützt die Hornzellen selbst, aber auch den Rest des Körpers vor den schädlichen Wirkungen des Sonnenlichts. Die braune Farbe nimmt dabei die Sonnenstrahlen auf und wandelt sie in Wärme um. Durch diesen Trick verhindert das Hautpigment Erbgutschäden und schützt uns unter anderem vor Hautkrebs. Immer, wenn Sonnenlicht auf die Haut fällt, beginnt die Arbeit der oktopusartigen Pigmentkünstler. Wenn die Haut nicht an der Sonne ist, können sich die Melanozyten entspannen – und die Haut bleibt blass.

Die Epidermis bildet Aussackungen, die wie Strümpfe an der Wäscheleine nach unten in die Lederhaut baumeln. Darin befinden sich unsere Haare, die mit ihren Haarwurzeln fest in der Lederhaut verankert sind. Die Haarwurzel-Hornzellen haben dieselbe Aufgabe wie ihre Kollegen, die für die Hornhaut weiter oben verantwortlich sind: sich schrittweise in Hornmaterial zu verwandeln. Das Horn wird dann in das Haar eingebaut. Und mit jeder Hornzelle, die ihr Horn zur Verfügung stellt, wird das Haar ein kleines bisschen länger.

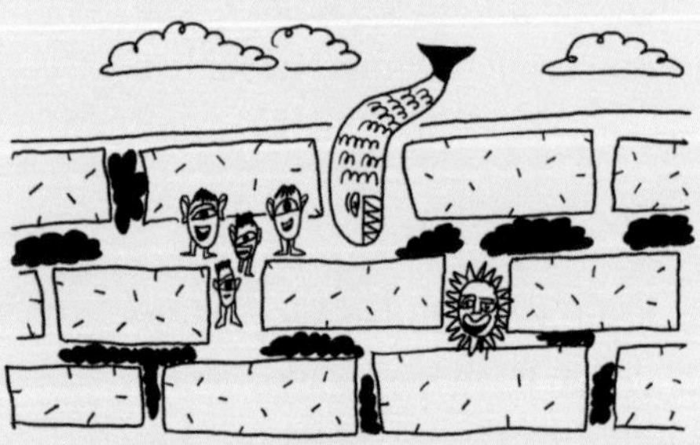

Eine undichte Hautbarriere ist Einfallstor für Krankheitserreger und hautreizende Stoffe.

Unser Körper ist fast vollständig behaart. Es gibt ein paar haarlose Stellen, wie die Hand- und Fußflächen, ansonsten wuchern Haare überall aus der Haut. Neben den langen Haaren, die man nicht übersieht, wachsen auch Tausende Miniaturhaare auf unserer Haut, deren Aufgabe bei einer Gänsehaut zu sehen ist: Bei Kälte stellen sie sich auf und bremsen so den Luftstrom über der Haut. Diese Luftbremse hat den Effekt, dass die Haut weniger Wärme an ihre Umgebung verliert. Die Länge unserer Haare ist übrigens von der Dauer der Wachstumsphase abhängig. Haare am Kopf können jahrelang wachsen, und zwar etwa einen Zentimeter im Monat.[3] Körperhaare wiederum wachsen nur wenige Monate und nach wenigen Millimetern ist Schluss.[4]

In der Mitte der Haut ist das Reich der Lederhaut. Wie deine italienischen Luxusschuhe aus feinem Kuhleder ist unsere Lederhaut ebenfalls ziemlich cool – und robust. Das liegt an den vielen Kollagenfasern, aus denen die Lederhaut besteht und die dicht wie ein Teppich gewebt sind. Diese Webtechnik hat den Vorteil, dass sie die Haut nicht nur unglaublich reißfest macht, sondern gleichzeitig elastisch und flexibel lässt.

In der Lederhaut ist einiges los: Hier verläuft das unüberschaubare Verkehrsnetz der Blutgefäße, das für die Nährstoffversorgung und die Aufrechterhaltung der Körpertemperatur verantwortlich ist. Beim Thema Körpertemperatur dürfen wir auch die Schweißdrüsen nicht vergessen: Hiervon besitzen wir stolze drei Millionen Stück![5] Schweißdrüsen sind Miniorgane, die eine salzige Flüssigkeit über die Poren auf die Hautoberfläche spülen. Neben Kochsalz (Natriumchlorid) transportiert der Schweiß Abfallstoffe wie Harnstoff, Milchsäure und Ammoniak aus dem Körper, hilft also bei der Entgiftung.

Die Kältewirkung des Schweißes kommt dadurch zustande, dass der Übergang von flüssigem Schweiß in eine Schweißdunstwolke eine Zunahme an molekularer Unordnung bedeutet. Der Übergang von einem geordneten in einen chaotischeren Zustand entzieht unserem Körper Energie, was wir als Abkühlung wahrnehmen. Merke: Unordnung entzieht dem Menschen Energie. Grund genug, mal wieder Ordnung in das Chaos auf dem Schreibtisch zu bringen!

In der Lederhaut sitzen außerdem Talgdrüsen, und zwar zwei bis vier Millionen Stück bei jedem von uns.[6] An der Kopfhaut, im Gesicht, an Brust und oberem Rücken sind besonders viele von ihnen. In der Haut ist jede Talgdrüse über einen kleinen Kanal mit einer Haarwurzel verbunden. Diesen Verbindungsweg nutzt die Drüse, um ihren Talg auf das wachsende Haar zu bringen und hält es so schön fettig und geschmeidig. Die

Menge des produzierten Talgs ist dabei besonders vom männlichen Geschlechtshormon Testosteron abhängig. Testosteron regt die Talgdrüsen förmlich zu Höchstleistungen an! Wenn bei Jungen und Mädchen während der Pubertät die Testosteronproduktion in die Höhe schießt, macht sich das durch fettige, pickelige Haut bemerkbar. Dasselbe passiert übrigens auch bei den Babys von stillenden Müttern: Durch die Muttermilch erhält der Säugling Testosteron der Mutter, welches die Babytalgdrüsen stimuliert und die Babyhaut so unglaublich geschmeidig macht. Du kannst die aktiven Talgdrüsen sogar mit bloßem Auge bei deinem gestillten Neugeborenen erkennen: An den kleinen gelb-weißen Pünktchen auf der Nase. Kinder, die nicht gestillt werden, haben niedrigere Testosteronspiegel und deshalb eine etwas trockenere Haut.

Ob dick oder dünn, bei allen Menschen liegt unter der Lederhaut eine Fettschwarte namens Subkutis. Diese schwabbelige Schicht ist je nach Ernährungsgewohnheiten unterschiedlich dick und hat mehrere Funktionen: Sie federt Druck oder Stöße ab, zum Beispiel wenn wir mit unseren Kindern raufen oder mit ihnen die Rutsche runter sausen. Sie ist aber auch ein wichtiger Energiespeicher. Fett ist für unseren Körper wie Kerosin für ein Flugzeug: Es ist der Kraftstoff, der uns antreibt. Das subkutane Fettgewebe ist die Reserve, auf die der Körper zugreift, wenn anderswo Energie fehlt.

Bei Babys hat Fettgewebe noch eine ganz besondere Superpower: Es kann Wärme produzieren. Wir Erwachsenen müssen uns irgendwie körperlich betätigen, zum Beispiel von A nach B laufen, wenn uns kalt ist. Oder wir zittern. Babys können beides noch nicht – und sie müssen es auch nicht, um warm zu bleiben. Ihr Fettgewebe funktioniert nämlich wie eine Standheizung: Bei Kälte wird es aktiviert, setzt Energie frei und hält das Baby warm.

Ein weiteres Highlight der Haut ist ihre Rolle bei der Sinneswahrnehmung. Der Tastsinn, auch Hautsinn genannt, entwickelt sich bereits erstaunlich früh, etwa acht bis elf Wochen nach der Empfängnis, und ist bei der Geburt der am besten ausgeprägte Sinn des Babys. Für uns Menschen als soziale Wesen ist das Fühlen überlebenswichtig, denn Berührung und Nähe sind zentrale Bausteine unserer emotionalen Gesundheit. Schon vom ersten Atemzug an hilft uns die Haut, wie der Touchscreen eines Smartphones, Kontakt zur Welt und zu unseren Liebsten aufzunehmen.

Das Immunsystem in der Haut

Unser Immunsystem hat sich über hunderte Millionen Jahre zu einer Mega-Firewall entwickelt, die fast jedem Hackerangriff standhält. Die Keime, die in unseren Körper gelangen, haben kaum eine Chance. In 99,9 Prozent der Fälle werden sie platt gemacht, noch bevor wir etwas von ihnen merken. Wenn das Immunsystem nicht so präzise und verlässlich wie ein Uhrwerk funktioniert, bricht Chaos im Körper aus.

Die Haut umschließt unseren Körper. Deswegen trifft alles, was mit uns in Berührung kommt, als Erstes auf die Haut. Da ist es kaum überraschend, dass das Immunsystem in der Haut besonders aktiv sein muss. Um einen guten Schutz zu gewährleisten, stehen rund um die Uhr zahllose Immunzellen bereit zum Einsatz. Sobald sich Keime, zum Beispiel über eine kleine Wunde, in die Haut verirrt haben, beginnt eine regelrechte Hetzjagd: Das Wachpersonal, zu dem auch die Mastzellen gehören, reagiert als erstes und schlägt Alarm. Dabei schütten sie Botenstoffe aus, darunter Histamin, das die Blutgefäße weitstellt und so den Transport von Blutzellen an ihren Einsatzort erleichtert. Weiße Blutkörperchen, besonders sogenannte Fresszellen, sind die Kannibalen des Immunsystems. Sie machen Jagd auf die Bakterien und lassen nicht nach, bis sie geschnappt wurden. Und dann fressen sie die Unruhestifter genüsslich auf. Guten Appetit!

Das Zusammentrommeln von Immunzellen in der Haut oder in anderen Organen nennt man Entzündung. Es gibt auch noch andere Akteure des Immunsystems, die dabei eine Rolle spielen, zum Beispiel die Lymphozyten. Das Coole ist, dass man eine Entzündung der Haut sogar von außen erkennen kann – an der Rötung. Dunkle Haut wird bei Entzündung dunkelbraun oder lilafarben. Eine Entzündung tritt zum Beispiel als Folge einer Infektion oder einer Allergie auf, also wenn ein Krankheitserreger oder ein allergieauslösender Stoff in die Haut eindringen. Hautentzündungen spielen bei den meisten Hauterkrankungen eine wichtige Rolle.

Das Immunsystem strengt sich unglaublich an – trotzdem kommen gelegentlich folgenschwere Fehler vor. Das gilt besonders, wenn das Wachpersonal sich täuscht und harmlose Stoffe mit gefährlichen Krankheitserre-

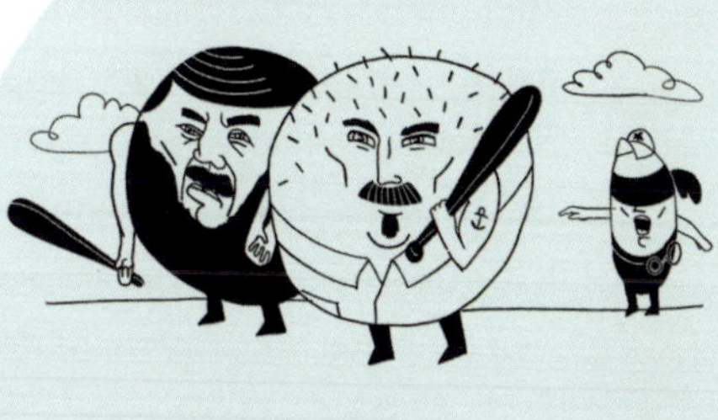

Ein Wachposten ruft die Fresszellen auf den Plan.

gern verwechselt. Dann ertönt der Alarm, obwohl eigentlich alles in Ordnung ist. Wenn der Auslöser für den Fehlalarm ein körpereigenes Eiweiß ist, ist die Folge eine Attacke des Immunsystems gegen Strukturen des eigenen Körpers. Dieses »Friendly Fire« nennt man Autoimmunerkrankung. Wenn aber zum Beispiel ein Erdnussflip, also ein harmloser Stoff aus unserer Umwelt, das Immunsystem entzündet, dann hat der Betroffene eine Allergie. Damit wir gesund bleiben, muss das Immunsystem also zwischen Harmlosem und Gefährlichem unterscheiden können. Und das ist eine absolute Mammutaufgabe, wenn man überlegt, mit wie vielen Stoffen wir täglich in Kontakt kommen! Vom Tofuhack in der vegetarischen Bolognesesoße über Erkältungsviren am Haltegriff der U-Bahn bis zu den Laktobazillen im linksdrehenden Biojoghurt – die Liste ist lang. Und nie darf das Immunsystem einen gefährlichen Erreger übersehen – oder einem Erdnussflip den Krieg erklären.

Juckreiz

Neben den verschiedenen Zellen sind auch viele Nervenendigungen in der Haut. In der Epidermis sitzen besonders viele Nerven, die ein Gefühl vermitteln, auf das die meisten gern verzichten würden: Juckreiz. Wie schön wäre es, wenn man sich nach einem Mückenstich nicht die Beine blutig kratzen würde! Was bringt uns Juckreiz eigentlich, außer schlaflose Nächte und aufgekratzte Haut?

Schauen wir uns den Juckreiz einmal genauer an. Bei allergischen Reaktionen, Insektenstichen oder Hautentzündungen schütten die Mastzellen des Immunsystems massenweise Histamin aus. Und es dauert nur einen kurzen Moment, bis das frei herumschwimmende Histamin eine Nervenzelle gefunden hat. Das Histamin dockt an und der Nerv meldet aufgeregt an das Gehirn: »Turbo Juckreiz!« Das ist der Moment, in dem eine Hautstelle wie wild zu jucken beginnt. Und was machen wir Menschen? Wir kratzen. Und zwar so lange, bis der Juckreiz nachlässt. Im Falle eines Mückenstichs ist das erst dann, wenn wir einen tiefen Krater in der Haut produziert haben.

Ein paar Wochen später siehst du dann die Narbe, die durch das heftige Kratzen entstanden ist. Vielleicht ärgerst du dich dann, dass du deine Kratzwut nicht besser im Griff gehabt hast. Aus biologischer Perspektive hast du aber genau das gemacht, was dir dein Körper signalisieren wollte: Du hast mit deinen Fingernägeln die Mückenspucke aus der Haut herausgepult. Mission erfüllt: Du hast einen Stoff, der in der Haut nichts verloren hat, erfolgreich entfernt. Dass dadurch eine Wunde entsteht, die sich auch durch Bakterien infizieren kann, scheint dem Körper dabei völlig egal zu sein.

Neben Fremdstoffen ist Trockenheit ein weiterer Grund für Juckreiz. Wenn die Haut austrocknet, wird sie spröde und reißt. Diese kleinen Hautverletzungen rufen die Immunzellen auf den Plan und eine Entzündung entsteht. Und diese motiviert die Mastzellen dazu, ihr Juckreiz verursachendes Histamin auszuschütten. Das ist übrigens auch der Grund, warum die Haut bei Neurodermitis oder Nesselsucht so sehr juckt.

»Hab' dich nicht so, es juckt doch nur ein bisschen!« Das sagt nur jemand, der selbst noch keine Erfahrungen mit starkem Juckreiz gemacht hat. Es gibt eine ganze Reihe wissenschaftlicher Untersuchungen, die belegen, dass andauernder Juckreiz, zum Beispiel bei einer Nesselsucht, für Betroffene genauso schlimm ist wie starke Schmerzen.[7] Oft habe ich den Satz gehört: »Es fühlt sich an, als ob Millionen Ameisen über meine Haut krabbeln und ich kann nichts dagegen tun, denn egal wie viel ich kratze, es hört einfach nicht auf.« So oder so ähnlich beschreiben viele Kinder ihr Leid. Starker Juckreiz ist für Betroffene oft so quälend, dass sie fast daran verzweifeln. Deswegen ist es für uns als Eltern, Familienangehörige oder Freunde wichtig, Menschen mit Juckreiz ernst zu nehmen und gemeinsam schnellstmöglich eine Lösung für das Problem zu finden!

Das Besondere an Kinderhaut

Babys sind zwar unglaublich süß, aber wenn wir ehrlich sind, kriegen sie kaum etwas allein hin. Tagein, tagaus liegen sie im Babybettchen oder lassen sich herumtragen. Ganz selbstverständlich lassen sie sich füttern und wenn ihnen etwas nicht passt, schreien sie so lange, bis die Eltern eine Lösung für das vermeintliche Problem gefunden haben. Dabei kommt der Mensch doch eigentlich mit Vollausstattung auf die Welt! Arme, Beine, Kopf – alles ist bei Geburt schon da! Und obwohl wir Eltern nicht mehr Köpfe, Arme oder Beine haben, haben wir Fähigkeiten, von denen Babys nur träumen können – zum Beispiel Brei im Kochtopf aufzuwärmen! Bis auf die Größe unterscheidet sich unser Erwachsenenkörper auf den ersten Blick nicht allzu sehr von denen der kleinen Racker. In puncto Fähigkeiten liegen aber Welten zwischen uns.

Eine Hautbarriere wie ein Schweizer Käse

Auch die Haut eines Babys unterscheidet sich stark von der eines älteren Menschen. Auf den ersten Blick ist bei der Geburt schon alles da: Die Zellen haben ihre Arbeits-

Darauf solltest du bei Babyhaut besonders achten

Du legst Wert auf Hygiene und desinfizierst dir regelmäßig die Hände?
Bitte nicht bei deinem Baby. Hochprozentiger Alkohol wird kaum von der Haut deines neugeborenen Kindes gebremst und kann im Körper zu Vergiftungen führen. Auch jodhaltige Desinfektionsmittel sind in den ersten Monaten ein No-Go, da sie die Funktion der Schilddrüse ernsthaft durcheinanderbringen. Eine sichere Alternative ist Chlorhexidin.

Du gehst nicht ohne Sonnencreme aus dem Haus?
Gut für dich – aber nicht für dein Baby. Während der ersten sechs bis zwölf Monate solltest du bei deinem Kind besser auf Sonnencreme verzichten, danach bitte nur mineralische UV-Filter wie Zinkoxid oder Titandioxid verwenden. Einige chemische Lichtschutzfaktoren können die Hautbarriere passieren und im Körper hormonähnliche Wirkungen entfalten. Alles zur Wahl der richtigen Sonnencreme erfährst du im Kapitel »Sonnenschutz« (Seite 68).

Du schwörst auf natürliche Inhaltsstoffe in deinen Cremes?
Der neue sogenannte Clean-Beauty-Trend tut unserer Umwelt gut, der Haut deines Kindes aber nicht unbedingt. Beachte daher bitte, dass die Pflegecremes, die du bei deinem Kind verwendest, möglichst wenige Allergene enthalten. Besonders Lebensmittel gehören in den Mund und nicht auf die Haut! Sie können nämlich die Hautbarriere überwinden und Allergien verursachen. Kein Witz: Kinder entwickeln häufiger Nahrungsmittelallergien über den Kontakt mit der Haut als über die Aufnahme über den Mund!

Salicylsäure auf die Neugeborenenakne?
Bitte nicht. Salicylsäure ist in vielen rezeptfreien Produkten gegen Akne enthalten und sollte bei Babys und Neugeborenen nicht aufgetragen werden. Sie kann in den kindlichen Blutkreislauf übergehen und bedrohliche Folgen haben (Erbrechen, Fieber, Verwirrtheit bis hin zum Multiorganversagen). Trage bitte auch keine anderen medizinischen Wirkstoffe auf die Babyhaut auf, ohne dass dir dein Arzt oder deine Ärztin hierfür grünes Licht gegeben hat.

plätze eingenommen, die Hautschichten sind da, wo sie sein sollen, und der körpereigene Nahverkehr über Blut- und Nervenbahnen ist auch schon in Betrieb. Obwohl prinzipiell alles vorhanden ist, ist die Babyhaut noch ziemlich hilflos. Es dauert ganze sechs Jahre, bis sie so weit nachgereift ist, dass sie mit der Erwachsenenhaut mithalten kann.

Der wichtigste Unterschied zur Erwachsenenhaut ist, dass Babyhaut noch nicht in der Lage ist, unseren Körper ausreichend vor schädlichen Stoffen zu schützen. Die Hautbarriere, das heißt, der Schutzwall der Haut, ist noch dünn und löchrig. So haben Keime oder Reizstoffe leichtes Spiel und können ohne großen Widerstand in den Körper gelangen. Die oberste Hautschicht ist bei Babys nur etwa 1,2 Millimeter dünn[8], also ungefähr so dick wie eine Kreditkarte. Im Vergleich dazu bringt sie es bei Erwachsenen auf beachtliche 2,1 Millimeter, ist also ungefähr so dick wie eine Ein-Cent-Münze. Kein Wunder also, dass es Eindringlinge bei Kinderhaut leichter haben. Dellwarzen bei Erwachsenen? Das ist super selten. Bei Kindern sind Dellwarzen (Seite 148) aber fast so häufig wie ein aufgeschürftes Knie.

Erschwerend kommt hinzu, dass das Verhältnis von Hautoberfläche zu Gewicht bei kleinen Kindern deutlich größer ist als bei Erwachsenen. Der Kinderkörper hat weniger Masse, weil er kleiner ist. Konkret bedeutet das, dass sich gefährliche Stoffe, die über die Haut in den Körper gelangen, weniger verdünnen. Ein Tropfen Schweröl im Meer ist noch keine Ölkatastrophe. In deinem Aquarium aber bedeutet ein Tropfen Öl das Ende von Nemo und Co. Das besondere Verhältnis von Größe zu Gewicht ist also der Grund dafür, dass Kinder sensibler auf schädliche Stoffe unserer Umwelt reagieren, als wir Erwachsene es tun.

Allgemein gilt: Je jünger das Kind ist, desto höher ist das Risiko für unerwünschte Wirkungen im Körperinneren. Deshalb müssen wir auf Kinderhaut besonders aufpassen und sie vor schädlichen Einflüssen schützen. Für die Praxis bedeutet das: Alles, was nicht unbedingt auf die Kinderhaut geklebt, geschmiert oder getropft werden muss, lieber weglassen.

Die Haut hat Durst!

Die Kinderhaut ist also für alle möglichen Unruhestifter ein offenes Tor in den Körper. Dieses Tor ist aber keine Einbahnstraße. Auch Stoffe in der Haut, die besser im Körper bleiben sollten, passieren die unreife Hautbarriere. Wasser ist dabei der wichtigste Ausreißer. Besonders Neugeborene und Säuglinge verlieren viel Feuchtigkeit über die Haut. Und das kannst du spüren: In den ersten Lebenswochen fühlt sich Babyhaut oft rau an und bei genauem Hinsehen fallen kleinste Hautschüppchen auf. Weil das Wasser nicht in der Haut bleibt, vertrocknen die Hornzellen wie kleine Rosinen. Das macht die Haut fühlbar spröde und führt dazu, dass kleine Schuppen auf den Boden rieseln.

Ab dem Alter von vier bis sechs Wochen nimmt der Wasserverlust über die Haut langsam ab.[9] Die Hautbarriere hat mittlerweile gelernt, auf ihre Wasservorräte besser aufzupassen. Das gelingt ihr mithilfe von natürlichen Feuchthaltefaktoren wie Glycerin, Ceramide, Harnstoff und Milchsäure. Das kommt dir bekannt vor? Diese Feuchtigkeitsspender findest du auch in Pflegecremes wieder. In den Hornzellen saugen diese Stoffe das Wasser wie ein Schwamm auf und speichern es anschließend in der Haut oder machen sie wasserfest. Die Haut älterer Babys fühlt sich deshalb auch ohne Pflegecreme zart und geschmeidig an.

Auf die Temperatur kommt es an

Auch der Umgang mit unterschiedlichen Temperaturen macht Kinderhaut besonders. Im Gegensatz zu uns Erwachsenen kann Babyhaut noch nicht flexibel auf die Umgebungstemperatur reagieren. Konkret bedeutet das, dass Babys sowohl schneller auskühlen als auch schneller überhitzen.

Dass sie schneller auskühlen, liegt am besonderen Verhältnis von Körpermasse und Hautoberfläche. Weil die Babykörper – also die Masse, die die Wärme speichert – so klein sind, die Haut aber im Verhältnis riesengroß, geht sehr viel Wärme über die Haut verloren. Das ist ähnlich wie bei einer Tasse Tee und einem großen Topf Suppe: Der Tee in der kleinen Tasse wird viel schneller kalt, weil die Hitze durch die verhältnismäßig größere Oberfläche der Tasse schneller entweichen kann.

Auch ohne Schwitzen verlieren Neugeborene Wärme. Im Gegensatz zu reifer Haut kann Babyhaut nämlich den warmen Blutfluss noch nicht ausreichend kontrollieren. Blut wird von unserem Herzen aus dem Körperinneren in die Haut gepumpt. Wenn es dort ankommt, ist es noch ziemlich warm. Wenn es aber über die Haut mit der Außentemperatur in Kontakt kommt, kühlt es ab. Nachdem die Passage durch die kleinen Hautgefäße abgeschlossen ist, macht sich das abgekühlte Blut wieder auf den Rückweg zum Herzen – und muss dort erst wieder auf Betriebstemperatur aufgewärmt werden. Das kostet viel Energie und kühlt den Organismus ab. Reife Erwachsenenhaut kann den Wärmeverlust über die Haut begrenzen, indem sich die Blutgefäße in der Haut automatisch zusammenziehen. Durch die enggestellten Blutgefäße wird der Blutfluss gedrosselt: Wo weniger

Blut fließt, geht auch weniger Wärme verloren. Der Babykörper hat die Blutgefäße in der Haut noch nicht im Griff und kühlt viel schneller aus. Besonders in den ersten vier Lebenswochen ist Unterkühlung daher eine echte Gefahr für Babys.

Wer jetzt aus Sorge sein Kind lieber doppelt eingepackt, tut ihm auch nichts Gutes. Zu warm darf es den Kleinen nämlich nicht werde, denn sie sind auch vor Überhitzung nicht ausreichend geschützt. Die Schweißdrüsen sind zwar bereits bei der Geburt vollzählig, aber sie springen erst bei deutlich höheren Umgebungstemperaturen an. Wenn uns also schon die Schweißperlen auf der Stirn stehen, ist die Babyhaut noch staubtrocken. Deshalb kommt es bei Babys neben viel Kuscheln auch auf die richtige Bekleidung an.

In der Tabelle findest du Informationen darüber, welche Materialien sich als Stoff für Kinder gut eignen. Hypoallergen bedeutet hierbei, dass diese Materialien nur sehr selten eine Allergie auslösen.

Material	Hautfreundlich, für empfindliche Haut	Atmungsaktiv	Feuchtigkeitsregulierend	Hypoallergen
Baumwolle (bio)	♥♥♥	♥♥	♥♥	♥♥
Merinowolle	♥♥	♥♥♥	♥♥♥	♥♥
Wolle-Seide-Mix	♥♥♥	♥♥♥	♥♥	♥♥♥
Leinen	♥♥	♥♥♥	♥♥	♥
Lyocell/Tencel	♥♥♥	♥♥♥	♥♥	♥♥
Polyester	♥	♥	♥	♥

♥ ausreichend, ♥♥ gut, ♥♥♥ sehr gut

TIPP

So wählst du die richtige Babykleidung aus

- Lockere Kleidung mit ausreichend Bewegungsfreiheit
- Mehrere dünne Schichten (Zwiebel-Technik)
- Immer eine Lage mehr als du selbst trägst
- Eine Mütze gegen Auskühlung
- Atmungsaktives Material, um die Temperatur zu regulieren
- Immer vor dem ersten Gebrauch waschen, um Chemikalien zu entfernen

Kapitel 2

Vorbereitung auf das neue Familienmitglied

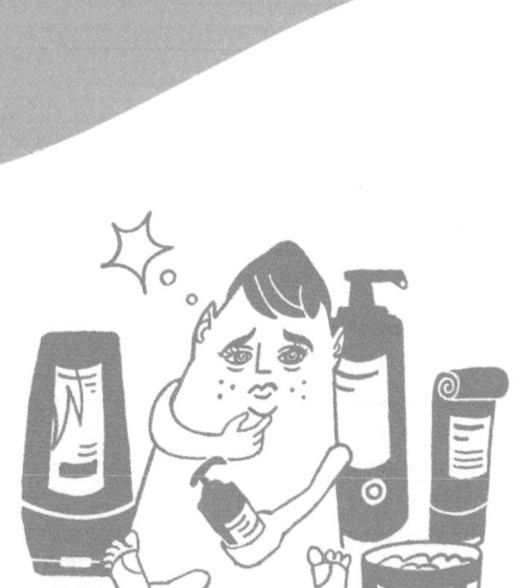

Ich packe deinen Koffer

Egal ob dein erstes Kind auf dem Weg ist oder du schon Familienprofi bist: Du willst nichts dem Zufall überlassen, wenn dein neues Baby die Bühne betritt. Zur Vorfreude gesellt sich manchmal auch ein bisschen Sorge: Habe ich alles, was ich in der Wickelkommode brauche? Bin ich gut vorbereitet? Werde ich alles richtig machen? Mit 99-prozentiger Sicherheit lautet die Antwort Nein. Soweit ich weiß, wurden die perfekten Eltern noch nicht geboren. Kindererziehung ist so vielschichtig, die Anforderungen so herausfordernd, dass diese Prüfung noch niemand fehlerfrei mit Prädikatsexamen bestanden hat. Das Einzige, was wir tun können, ist, unser Bestes zu geben.

Dasselbe gilt auch für die Hautpflege. Selbst gutmeinende Profis wie Tatjana greifen mitunter krachend daneben. Tati ist ein großer Fan von Vitamin A und verwendet seit Jahren allabendlich eine Retinol-Creme im Gesicht. Diese Routine nahm sie nach der Geburt ihrer zweiten Tochter wieder auf. Eines Tages entwickelte ihr Baby einen knallroten Ausschlag an der Wange: Tatjana hatte nicht daran gedacht, dass sich die reizende Creme von ihrem Gesicht auf die Babyhaut abreiben kann. Aber genau das passierte immer dann, wenn sie kurz nach dem Auftragen eine Kuschelsession mit ihrem Baby einlegte. Ganz klar: Ideal war das nicht. Aber die Ausschläge sind rasch abgeheilt und der Mutter-Tochter-Liebe hat dieses kleine Malheur keinen Abbruch getan.

Damit du dir und deinem Kind diesen und andere Fehler ersparen kannst, erhältst du in diesem Kapitel wichtige Infos und praktische Tipps zum Umgang mit der zarten Babyhaut. So bist du bestens vorbereitet für die aufregenden ersten Wochen mit dem neuen Familienmitglied!

Das brauche ich für den Windelwechsel

Bei der Wahl der Windel musst du dich zwischen Einmalwindeln und wiederverwendbaren Stoffwindeln entscheiden. Was sich nach einer einfachen Abwägung anhört, kann überraschend hitzige Debatten auslösen. So ging es zumindest Tatjana und mir. Normalerweise sind wir ein Herz und eine Seele, aber beim Thema Windelwahl ging es heiß her. Was wiegt schwerer: Besserer Schutz vor Hautreizung, oder sollte die Umwelt an erster Stelle stehen? Damit du für dich entscheiden kannst, welche Windelvariante am besten zu deiner Familie passt, kommen jetzt unsere jeweiligen Plädoyers.

Team Tati: Einmalwindeln

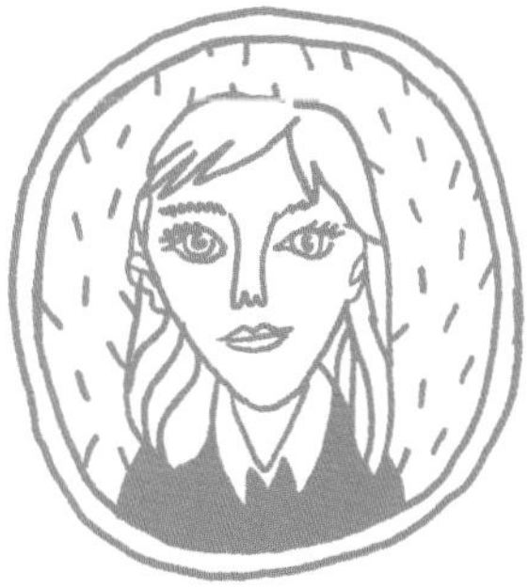

Eine moderne Einmalwindel kann das 30-fache des Eigengewichts an Flüssigkeit aufnehmen! Das ist so, als würde ich es mit meinen 60 Kilogramm mit einem weiblichen Flusspferd mit 1,8 Tonnen aufnehmen. Die Flüssigkeit wird vom Saugkörper aufgefangen und als Gel sicher gespeichert, sodass auch bei Druck nichts daneben geht. Die äußere Kunststofffolie verhindert das Durchsickern von Körperflüssigkeiten und einen kompletten Wechsel der Kleidung.

Vorteile: In der Einmalwindel hat die Haut weniger Kontakt zu reizendem Urin und Stuhl und bleibt trocken. Stell dir vor, wie schrumpelig deine Hände nach der Badewanne aussehen. Schnell wird klar, dass feuchte Haut auf Dauer den widrigen Bedingungen unter der Windel nicht standhalten kann. Deshalb bekommen Kinder mit Einmalwindeln viel seltener einen schmerzhaften, wunden Po oder einer Pilzinfektion. Ein weiteres Plus: Einmalwindeln sind unglaublich praktisch: Windel dreckig, ab in den Müll, saubere Windel an und weiter geht's.

Nachteile: Ein Kind verbraucht durchschnittlich 5000 bis 6000 Windeln, bis es trocken ist. Mit Einmalwindeln entstehen pro Kind also mehr als eine Tonne Windelmüll aus schwer abbaubaren Kunststoffen. Dazu kommt die Ressourcen verschlingende Herstellung. Neben dem Verbrauch von Unmengen an Energie müssen pro gewickeltem Kinderpo vier bis sechs Bäume gefällt werden, um die nötige Menge aufsaugenden Zellstoffs für drei Jahre zu produzieren. Und die freigesetzten Treibhausgase entsprechen dem Hin- und Rückflug von Frankfurt nach Mallorca. Ökobilanz der Einmalwindel: ungenügend.

Mein Fazit: Wegwerfwindeln sind zwar ein teurer Luxus auf Kosten der Umwelt, aber für empfindliche Kinderhaut und viel beschäftigte Eltern ein absoluter Segen.

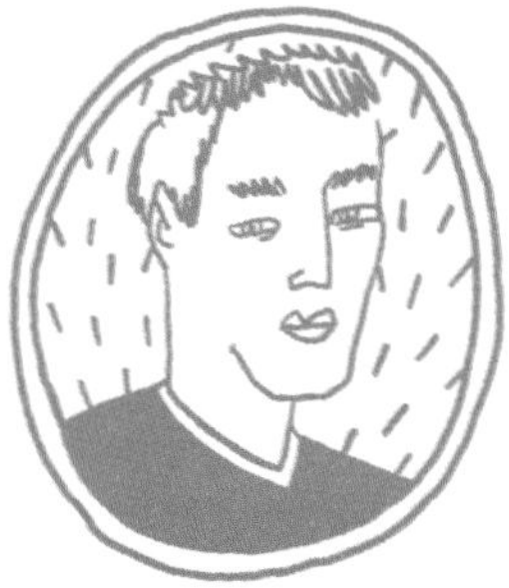

Team Felix: Stoffwindeln

Stoffwindeln setzen sich in der Regel aus einer äußeren Schicht aus wasserdichtem, atmungsaktivem Material wie PUL (Polyurethanlaminat) und einer inneren Schicht zusammen, die direkt mit der Haut des Babys in Kontakt kommt. Diese innere Schicht ist aus saugfähigen Stoffen wie Baumwolle, Mikrofaser oder Bambus gefertigt und nimmt die Körperflüssigkeiten auf. Für ein Plus an Saugfähigkeit haben viele moderne Stoffwindeln einen zusätzlichen Saugkern.

Damit die Windel passt, sind die meisten Stoffwindeln mit Druckknöpfen oder Klettverschlüssen ausgestattet, die ein einfaches An- und Abnehmen ermöglichen. Die Funktionsweise ist einfach: Die Windel wird um das Baby gewickelt und bei Bedarf gewechselt. Nach dem Gebrauch werden die Bestandteile einzeln gewaschen und danach erneut verwendet.

Vorteile: »Und sie gebar einen Sohn, wickelte ihn in Windeln und legte ihn in eine Krippe«. Schon mal gehört? Wir können mit Sicherheit davon ausgehen, dass Jesus Stoffwindeln trug, als er in den Futtertrog gelegt wurde. Stoffwindeln werden seit Urzeiten verwendet und haben uns Menschen immer gute Dienste geleistet. Wenn du sie regelmäßig wechselst, sprechen keine medizinischen Gründe gegen ihren Einsatz. Stoffwindeln sind aus natürlichen Materialien und müssen nur einmal angeschafft werden. Bei Tausenden Windelwechseln pro Kind schonst du die Familienkasse und ersparst der Umwelt mehrere Tonnen nicht recyclebaren Plastikabfall.

Nachteile: Es stimmt, dass Stoffwindeln die Feuchtigkeit weniger gut speichern. Um Hautirritationen zu vermeiden, solltest du sie deshalb sofort wechseln, sobald sie feucht sind. Anschließend steht die händische Reinigung im Waschbecken an, denn größere Stuhlmengen dürfen nicht in die Waschmaschine. Das ist, wie du dir sicher vorstellen kannst, kein Zuckerschlecken. Neben den häufigeren Windelwechseln ist die Reinigung also ein weiterer Wermutstropfen.

Mein Fazit: Stoffwindeln sind die nachhaltigere Option, aber deutlich zeitintensiver. Für überforderte Eltern, die versuchen, Familie, Freunde und Job unter einen Hut zu bringen, kann der zusätzliche Aufwand ein K.-o.-Kriterium sein. Meine Frau und ich haben uns für einen Zwischenweg entschieden: Zu Hause verwenden wir Stoffwindeln, wenn wir unterwegs sind, die weniger anspruchsvollen Wegwerfwindeln.

Inhaltsstoffe in Pflegeprodukten

Damit die Haut unserer Kinder gesund bleibt, müssen wir manchmal mit Cremes nachhelfen. Aber welche Creme ist die richtige? Welche Inhaltsstoffe sind okay? *Paraffinum liquidum, Butyrospermium parkii* oder *Cyclopentasiloxan*? Welche Inhaltsstoffe sind harmlos und welche dürfen unter keinen Umständen auf empfindliche Kinderhaut? Im Internet tobt diesbezüglich ein regelrechter Glaubenskrieg. Auf der einen Seite stehen die Falken, die überall brandgefährliche Chemikalien wittern, auf der anderen Seite die Tauben, die das Erstbeste nehmen, was sie in der Drogerie finden.

Weil wir wissen, wie heiß die Debatte ist, und weil es kein klares Richtig oder Falsch gibt, haben Tatjana und ich lange überlegt, wie wir dieses Thema richtig angehen sollen. Es gibt nämlich eintausend verschiedene Stoffe, die in Cremes enthalten sind, die für Kinder »potenziell, theoretisch gefährlich sein könnten«. Aber wo soll man die Linie ziehen? Irgendwas muss man ja schließlich verwenden!

Ein beliebter Klassiker in der Diskussion um gute und böse Inhaltsstoffe ist Vaseline (Paraffin). Dieser Stoff wird aus hochgereinigtem Mineralöl hergestellt und findet sich in zahllosen Kosmetikprodukten – von der Babycreme bis zur Lippenpflege. Kritische Stimmen befürchten, dass Mineralöle gesundheitsschädliche Verunreinigungen enthalten könnten. Doch das Bundesinstitut für Risikobewertung (BfR) hat Vaseline gründlich geprüft und als sicher eingestuft. Gereinigte Vaseline darf daher bedenkenlos in Hautpflegeprodukten verwendet werden.

Vaseline hat viele Vorteile: Sie bildet eine Schutzbarriere, bewahrt die Haut vor Feuchtigkeitsverlust und beruhigt trockene Hautstellen. Zudem ist sie sehr verträglich und enthält keine allergieauslösenden Substanzen – perfekt für empfindliche Kinderhaut. Aber es gibt auch einen Haken: Vaseline dichtet die Haut ab. Wird sie großflächig angewendet, kann dies die Hautatmung beeinträchtigen und zu Hitzepickeln oder Haarbalgentzündungen führen.

Der Wirbel um Vaseline zeigt, wie schwierig es ist, eine klare Grenze zwischen »guten« und »schlechten« Inhaltsstoffen zu ziehen. Weil es keine wissenschaftlich belegte einheitliche Regel für Cremes gibt und dieses Buch eine praktische Hilfe im Alltag sein soll, haben wir uns für etwas Unorthodoxes entschieden: Anstatt dich mit chemischen Formeln zu überfordern, bekommst du jetzt Tatjanas persönliche Meinung dazu – inklusive Tipps, wie sie selbst die Haut ihrer Töchter pflegt.

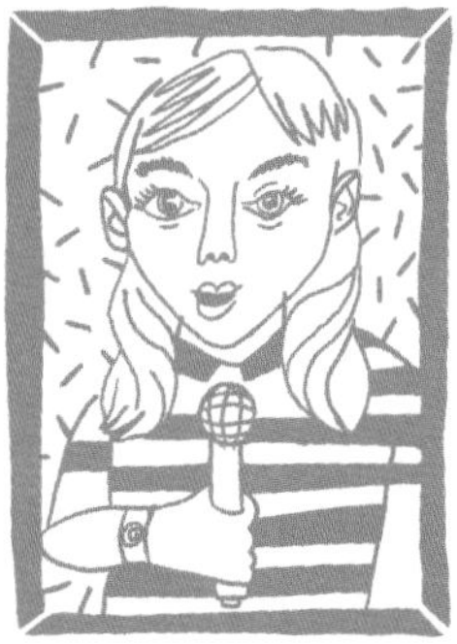

Das sagt Tati

Frage: Liebe Tati, viele Eltern sind sich unsicher, welche Inhaltsstoffe in den Cremes für ihre Kinder enthalten sein dürfen. Was ist dran an den Schauergeschichten über Parabene, Octocrylen und sonstige Gefahren aus der Tube?

Tatjana: Als Allererstes: Bitte keine Panik. In Europa werden kosmetische Mittel stark reguliert und ihre Sicherheit wird genau geprüft. Das bedeutet, dass unsere Kosmetikprodukte insgesamt sehr sicher sind. Trotzdem gibt es einige Stoffe, auf die ich bei meinen Kindern eher verzichten würde.

Frage: Warum das?

Tatjana: Vor allem junge Kinder haben eine sehr dünne, weil noch nicht vollständig ausgereifte, Hautbarriere. Dadurch haben es bestimmte Stoffe in Kosmetika leichter, in die Haut gelangen. Bei empfindlicher Kinderhaut kann es dann zu Hautreizungen oder Kontaktallergien kommen. Zum Glück sind Nebenwirkungen durch Cremes, Lotionen oder Shampoos insgesamt aber selten.

Frage: Können Inhaltsstoffe in Cremes auch innere Schäden verursachen? Ich denke da zum Beispiel an Krebs, Hormonstörungen oder Organschäden.

Tatjana: Um Himmels Willen, nein! Wie gesagt, alle Inhaltsstoffe, die in europäischen Cremes enthalten sind, werden wirklich umfangreich getestet, bevor sie zugelassen werden. Wenn sich herausstellt, dass eine Creme beim Menschen Krebs verursacht oder die Organe schädigt, kommt sie nicht auf den Markt.

Frage: Es gibt aber Studien, die zeigen, dass zum Beispiel Isothiazolinon, ein Konservierungsstoff, im Tiermodell Krebs verursachen kann.

Tatjana: Ja, das ist richtig. Laborexperimente deuten auf einen Zusammenhang zwischen bestimmten Inhaltsstoffen in Kosmetik und der Entstehung von Krebs hin. Hier ist es aber wichtig, zwischen Experiment und Realität zu unterscheiden. In Studien werden Stoffe in sehr hohen Konzentrationen getestet, viel höher als sie in den Produkten vorkommen, die es in der Drogerie zu kaufen gibt. Soweit ich weiß, gibt es keinen einzigen Fall, in dem nachgewiesen werden konnte, dass Isothiazolinon in Cremes bei Menschen Krebs verursacht hat. Seine Rolle als Auslöser von Kontaktallergien ist übrigens etwas ganz anderes: Dass Isothiazolinon Kontaktallergien verursachen kann, gilt als gesichert.

Frage: Aber ist es denn grundsätzlich möglich, dass ein Inhaltsstoff über die Haut in den Körper gerät und dort Probleme macht?

Tatjana: Grundsätzlich ja. Aber ehrlich gesagt ist das vor allem ein theoretisches Risiko. Schwere Gesundheitsschäden durch die Aufnahme von Stoffen über die intakte Haut sind bei ordnungsgemäßer Anwendung von Kosmetikprodukten extrem unwahrscheinlich. Denn eine intakte Haut verhindert, dass chemische Stoffe in nennenswerter Menge in den Körper eindringen.

Frage: Du hast am Anfang gesagt, dass es Stoffe gibt, die du trotzdem nicht auf die Haut deiner Kinder geben würdest. Für welche Stoffe gilt das?

Tatjana: Bei Kindern gehe ich grundsätzlich auf Nummer sicher. Von Inhaltsstoffen, bei denen es Zweifel an ihrer Unbedenklichkeit gibt, würde ich die Finger lassen. Das gilt insbesondere für Säuglinge, Kleinkinder oder bei Kindern, deren Hautbarriere durch eine Hauterkrankung, wie zum Beispiel Neurodermitis, geschwächt ist, da bei diesen Personen das Risiko für die Aufnahme in den Körper erhöht ist.

Frage: Und was bedeutet das konkret?

Tatjana: Konkret bedeutet das, dass ich PEG, also Polyethylenglykol, Parabene und Mikroplastik so gut es geht vermeiden würde. Für meine Kinder nutze ich Sonnencremes mit mineralischen UV-Filtern wie Zinkoxid oder Titandioxid.

Frage: Und was ist mit Duft- und Farbstoffen?

Tatjana: Gut, dass du mich erinnerst. Farbstoffe und Duftstoffe sind in Kinderkosmetik ein No-Go, weil sie die Haut reizen und Allergien auslösen können. Außerdem enthalten Waschlotionen oft aggressive Tenside als Reinigungsmittel. Diese können Kinderhaut austrocknen und zu Hautreizungen führen. Besser sind milde Tenside auf Zuckerbasis, wie zum Beispiel Coco-Glucoside, Decyl-Glucoside oder Lauryl-Glucoside.

Frage: Letzte Frage: Hast du noch einen Tipp für Eltern?

Tatjana: Nehmt ein Produkt mit einer kurzen Inhaltsstoffliste. Wenige Inhaltsstoffe machen in der Regel weniger Probleme.

Kapitel 3

Die Geburt und die ersten Wochen zusammen

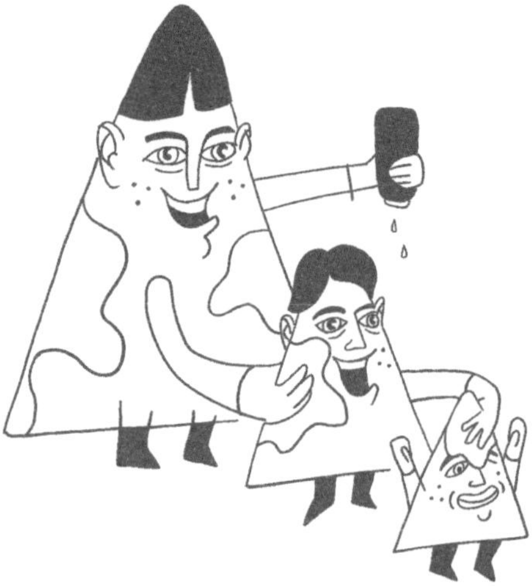

Willkommen auf der Welt!

Zehn lange Monate liegen hinter euch. Aus einer befruchteten Eizelle ist in dieser Zeit ein waschechtes Baby geworden. Die ersten Stunden mit dem neuen Familienmitglied sind absolut magisch, alles erscheint blass und fad, wenn man es mit der Geburt eines Kindes vergleicht. Ich hoffe, es geht euch beiden gut und du kannst dich so freuen wie Tatjana und ich, als wir unseren Nachwuchs endlich in die Arme schließen konnten.

Nicht nur für Mutter und Kind ist die Geburt ein Prozess, der Spuren hinterlässt. Auch für die Haut deines Kindes steht die Welt auf einmal Kopf. Nachdem dein Kind zehn Monate lang in warmem Wasser verbracht hat, muss sich die Haut in einer kühlen, trockenen Umgebung zurechtfinden. Dazu macht sie auf einmal Bekanntschaft mit zahllosen Mikroorganismen, die außerhalb der Gebärmutter überall herumwuseln, den Bakterien, Viren und Pilzen. Manche davon sind der Haut freundlich gesinnt, vor anderen muss sie sich in Acht nehmen.

Zum Glück wird der Babyhaut bald klar, dass sie nicht auf sich allein gestellt ist. Der erste Hautkontakt mit den Eltern gibt ihr Wärme, Sicherheit und Kraft für die Herausforderungen, die vor ihr liegen.

Käseschmiere

Wie fändest du es, zehn Monate lang in einem Whirlpool zu verbringen? Wohlig warmes Wasser, die Seele baumeln lassen. Im ersten Moment hört sich das doch ganz gut an! Besonders, wenn es draußen wieder eiskalt ist. Aber kannst du dir vorstellen, was das Wasser mit deiner Haut machen würde? Schon nach wenigen Tagen wäre sie weiß und aufgedunsen, vielleicht sogar wund oder entzündet. Das wäre kein schöner Anblick und außerdem würde sie schmerzen. Wie kommt es also, dass Babys nach der Geburt nicht wie ein vollgesogener Schwamm aussehen?

Bei reifgeborenen Kindern sind manchmal am Kopf und an den Schultern Reste einer weißen Cremeschicht zu finden. Bei Frühchen kann sogar noch der ganze Körper davon überzogen sein. Die Rede ist von der sogenannten Käseschmiere *(Vernix caseosa)*, einer fettigen Schicht, die die Haut deines Kindes in der Gebärmutter schützt.

Bei der Käseschmiere denkt Tatjana immer an Obazda, den Käseaufstrich, der in Süddeutschland zur Brotzeit einfach mit dazugehört. Und auch wenn dieser Vergleich wenig Appetit macht, erinnert die Beschaffenheit der Käseschmiere durchaus an die von Obazda – dick und cremig. Die Käseschmiere besteht hauptsächlich aus Wasser, abgeschilferten Hornzellen und Fetten. Sie wird von den Hornzellen und den Talgdrüsen gebildet und legt sich in der Gebärmutter wie eine zweite Haut um dein Baby. So kann ihm das Fruchtwasser nichts anhaben und es ist außerdem vor Krankheitserregern geschützt, die sich ab und zu in die Gebärmutter verirren. Als wäre das noch nicht genug, sorgt der fettige Käseschmierefilm auf der Haut außerdem dafür, dass es bei der Geburt wie geschmiert durch den Geburtskanal läuft. Und nach der Geburt schützt die Schmiere die Haut wie eine Pflegecreme vor dem Austrocknen. Tipp: Käseschmiere nicht abwaschen, sondern gern einziehen lassen! Die Pflegewirkung der Käseschmiere ist nämlich so gut, dass Forscher schon lange mit Hochdruck daran arbeiten, eine künstliche Version der Käseschmiere als Pflegecreme auf den Markt zu bringen. Cool, oder?

Haut-zu-Haut-Kontakt

Die erste Stunde des irdischen Lebens wird auch als »die heilige Stunde« bezeichnet.[10] Sobald dein Baby auf der Welt ist, wird es nackt auf deine Brust gelegt und ihr beide werdet mit einer warmen Decke zugedeckt. Das gibt deinem Baby das Gefühl von Sicherheit und Nähe, ähnlich wie in der Gebärmutter. Idealerweise beginnt der Kontakt direkt nach der Entbindung und hält mindestens eine Stunde lang an. Auch nach einem Kaiserschnitt ist Haut-zu-Haut-Kontakt definitiv möglich. Und falls medizinische Maßnahmen nach der Geburt bei deinem Baby notwendig sind, zählt jede Berührung, egal wie klein.

Haut-zu-Haut hilft deinem Baby, sich an das Leben außerhalb des Bauchs zu gewöhnen. Der direkte Kontakt stabilisiert die Atmung und den Herzschlag, reguliert die Körpertemperatur und sorgt dafür, dass der Blutzuckerspiegel stabil bleibt. Das Baby fühlt sich sicher und geborgen, was Stress reduziert – und das nicht nur bei deinem Baby, sondern auch bei dir. Mütter, die Haut-zu-Haut-Kontakt direkt nach der Geburt erleben, sind nachweislich weniger gestresst und haben ein niedrigeres Risiko für eine Wochenbettdepression.[11] Außerdem wird das Kuschelhormon Oxytocin freigesetzt, was die Nähe zwischen Mutter und Kind fördert und den Milcheinschuss erleichtert.

Mit dem Haut-zu-Haut-Kontakt muss es nicht vorbei sein, sobald ihr als neue Familie das Krankenhaus verlasst. In den ersten Lebenswochen kann Haut-zu-Haut-Kontakt auch zu

Hause dabei helfen, die Entwicklung deines Kindes zu unterstützen. Übrigens können auch Väter diese wertvolle Zeit genießen. Haut-zu-Haut-Kontakt stärkt auch bei Vätern die Bindung zum Kind und hilft ihnen, selbstbewusster und entspannter in die neue Rolle zu finden.[12]

Unsere mikrobiellen Partner

Keime haben keinen guten Ruf. Zugegeben: Wenn die Rede von Bakterien und Co ist, geht es selten um blühende Gesundheit. Stattdessen denken wir bei Keimen direkt an Husten, Schnupfen oder Lungenentzündung. Wenn sich jemand eine Infektion einfängt, sind Keime die Übeltäter. Keime werden weggewaschen, in Desinfektionsmittel ertränkt und wenn das nicht reicht, kommt der Endgegner Antibiotikum: Auf Nimmerwiedersehen, Keime!

Dabei ist es unfair, alle Keime in einen Topf zu werfen. Was ist mit den vielen Keimen, die uns Menschen helfen, gesund zu bleiben? Oder damit, dass Keime unsere Hautbarriere erst so richtig widerstandsfähig machen? Schon mal was von einem lebendigen Schutzschild gehört? Es ist Zeit, die Keime vorzustellen, ohne die unsere Gesundheit ein Fiebertraum wäre. Vorhang auf für unsere Mitbewohner, die freundlichen Keime!

Die Keime, um die es jetzt geht, lernt dein Kind erstmals bei der Geburt kennen. Bei einer vaginalen Geburt wandern zahllose Bakterien auf die Haut, während dein Kind durch den Geburtskanal flutscht, darunter viele Milchsäurebakterien. Sobald das Kinderköpfchen dann das Licht der Welt erblickt, gesellen sich weitere Darmbakterien aus der Dammregion dazu. Darmbakterien auf Kinderhaut? Was sich eklig anhört, hat nichts mit Durchfall und Co zu tun, sondern ist der Beginn einer lebenslangen, treuen Partnerschaft. Die Keime und dein Baby gehen zusammen durch Dick und Dünn!

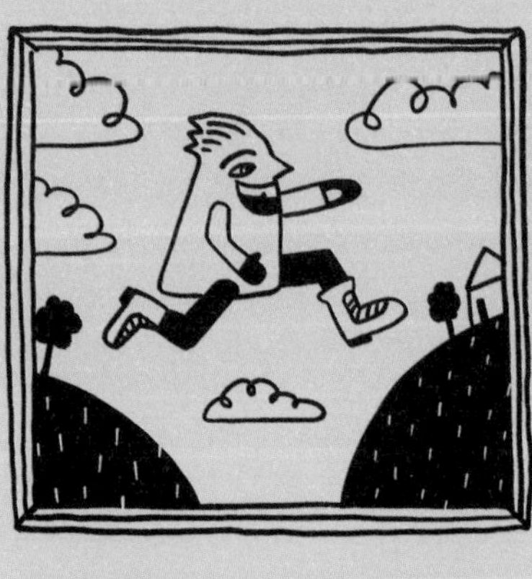

Schon während der Geburt gehen erste Keime von der Mutter auf das Kind über.

Auf der Kinderhaut finden diese Keime ein regelrechtes Paradies vor: Unbewohnter Lebensraum, so weit das Auge reicht, und keine anderen, feindseligen Keime, die ihnen das Leben schwer machen! Sie nutzen die Gunst der Stunde und breiten sich aus. Zu diesen Pionieren gesellen sich in den nächsten Tagen zahllose weitere Bakterienstämme. Beim ersten Haut-zu-Haut-Kontakt mit der Mutter setzt zum Beispiel eine ganze Ladung Hautbakterien auf das Kind über. Wenn das Baby in eine Babydecke gewickelt wird, kommen weitere Neuankömmlinge an Bord.

Die vielen Keime vermehren sich in rasendem Tempo, bis der ganze Kinderkörper von einer unsichtbaren Keimschicht überzogen ist und sich in ein gigantisches Biotop verwandelt hat. Als Erwachsene tragen wir schließlich 200 Gramm Keime in und auf uns herum!

Wenn dein Kind per Kaiserschnitt geboren wurde

Wenn dein Kind per Kaiserschnitt auf die Welt gekommen ist, fragst du dich bestimmt, welche Konsequenzen das für die Hautflora – also die Gesamtheit der Keime auf der Haut – hat. Dein Kind kommt schließlich während der Geburt nicht mit den Keimen deines Intimbereichs in Berührung. Aber keine Sorge: Die Haut deines Kindes ist dann genauso dicht besiedelt wie die von vaginal entbundenen Kindern. Wenig überraschend gibt es aber Unterschiede in der Zusammensetzung der Kleinstlebewesen auf der Babyhaut. Statt vaginalen und analen Bakterien bekommen Babys, die per Kaiserschnitt geboren wurden, mehr Keime der mütterlichen Haut und aus der Umgebung ab. Mit jedem Tag, der im Leben deines Kindes vergeht, nimmt dieser Unterschied jedoch ab. Und nach sechs Wochen sind die Keime auf der Haut deines Kindes nach einem Kaiserschnitt nicht mehr von vaginal entbundenen Babys zu unterscheiden.[13] Tatsächlich entwickeln Kaiserschnittbabys etwas häufiger allergische Erkrankungen, weil der fehlende Kontakt zu Vaginal- und Darmbakterien zu »Wissenslücken« beim Immunsystem führt. Weil die Keimflora weniger divers ist, fehlen dem Immunsystem wichtige Informationen für die Unterscheidung von harmlosen und gefährlichen Stoffen. Und das wiederum kann sich später im Leben in Form von Allergien oder Asthma bemerkbar machen.[14]

Um diesem Nachteil entgegenzuwirken, hat man sich für Kaiserschnittbabys eine Behandlung namens *Vaginal Seeding* (auf Deutsch etwa »vaginale Besamung«) einfallen lassen. Dabei werden die mütterlichen Vaginalbakterien, die das Kind durch den Kaiserschnitt nicht natürlich abbekommt, einfach auf die Kinderhaut gepinselt. Mit einem Tupfer wurde Vaginalsekret auf Haut, Nase und Mund vieler Neugeborener aufgetragen und auf diese Weise der Kontakt mit den vaginalen Mikroorganismen über den Geburtskanal nachgeahmt. Und tatsächlich zeigte sich einige Tage später ein deutlicher Unterschied in puncto Keimzusammensetzung zwischen den betupften und den nicht betupften Kaiserschnittkindern. Großes Aber: In keiner Untersuchung konnte gezeigt werden, dass sich durch die Betupfung wirklich Allergien vermeiden lassen.[15] Und weil die Behandlung immer wieder Infektionen verursacht, wird *Vaginal Seeding* von den medizinischen Fachgesellschaften nicht empfohlen.

Eine weitere Möglichkeit, das Hautmikrobiom trotz Kaiserschnitt mit tollen Keimen zu versorgen, ist Stillen. Für Babys ist das sogar die wichtigste Quelle für gute Hautkeime. Die dabei übertragenen Keime machen circa ein Drittel der Hautflora deines Babys aus.[16] Im Vergleich dazu ist die Menge von Vaginal- und Analkeimen verschwindend gering.

Hautkeime und ihre Bedeutung

Ab dem zweiten Lebensmonat ist die ganze Haut, jede Falte und jedes Haar von unzähligen Keimen besiedelt. Kein Quadratmillimeter ist mehr keimfrei, überall tummeln sich Bakterien, Pilze und Viren. Sie alle stehen im Wettbewerb miteinander um die Nahrung, die die Haut zu bieten hat. Vor allem Talg, Hautfette und Hornzellstückchen stehen für sie auf der Speisekarte. Weil die Haut mit Nährstoffen nicht besonders großzügig ist, haben die Keime überhaupt keine Lust, ihr bisschen Nahrung mit Neuankömmlingen zu teilen. Aus blankem Futterneid werden krankmachende Erreger von der Hautflora angegriffen, sobald sie einen Fuß auf die Babyhaut gesetzt haben. Manche Hefepilze der Haut produzieren sogar eigene Antibiotika, zum Beispiel Azelainsäure, um sich die Eindringlinge vom Leib zu schaffen. Die Hautflora ist wehrhaft und macht es krankmachenden Erregern schwer, die Babyhaut zu besiedeln. Man könnte sagen, dein Baby hat einen lebendigen Schutzschild, der es vor Krankheiten schützt.

Infektionsschutz ist aber noch lange nicht alles. Fleißige Wissenschaftlerinnen und Wissenschaftler haben herausgefunden, dass die Hautflora auch unsere Hautbarriere erst so richtig stark und widerstandsfähig macht.[17] Die Keime kommunizieren mit den Hornzellen, beeinflussen ihre Reifung und stoßen Reparaturmechanismen in der Haut an. Wie beim Onlineshopping bestellen Bakterien bestimmte Substanzen von den Hornzellen, um damit Löcher in der Hornschicht auszubessern.

Menschen mit Hauterkrankungen, wie Neurodermitis, Schuppenflechte oder Akne, haben übrigens auch Veränderungen in der Flora von Haut und Darm.[18] Man geht davon aus, dass die Unterschiede in der Keimzusammensetzung auch für die Heilung eine wichtige Rolle spielen. Deswegen gibt es bereits zahlreiche Versuche, die Hautflora mit Cremes so zu beeinflussen, dass sich Hauterkrankungen bessern.

TIPP

So stärkst du das Mikrobiom

1. **Richtig waschen:** Verwende milde, pH-neutrale Reinigungsmittel und vermeide antibakterielle Seifen.
2. **Stärke die Hautbarriere:** Sorge dafür, dass die Haut deines Kindes nicht austrocknet. Verwende dazu nach dem Baden Feuchtigkeitscremes, die die Hautbarriere unterstützen.
3. **Draußen spielen:** Lass dein Kind draußen spielen, um die Haut mit vielfältigen Mikroorganismen in Kontakt zu bringen.
4. **Antibiotika nur wenn nötig:** Antibiotika bringen das Mikrobiom durcheinander. Verwende sie nur dann, wenn sie von einer Ärztin oder einem Arzt empfohlen wurden.
5. **Keine übertriebene Hygiene:** Tägliches Desinfizieren der Hände oder ein steriles Umfeld sind kontraproduktiv.

Die ersten Wochen zu Hause

Wenn ihr nach den ersten Tagen in eurem neuen Familienalltag ankommt, wartet in den ersten Tagen ein Wechselbad der Gefühle auf euch und alles fühlt sich wie ein wundervoller Traum an: winzige Finger, das weiche Köpfchen und das erste Babyglucksen. Und gleichzeitig prasselt es von allen Seiten auf euch ein: schlaflose Nächte, Stillchaos, endlose Wickelrunden und diese eine Frage »Machen wir alles richtig?«. Zwischen Müdigkeit und Überforderung mischt sich oft die Angst, als Eltern zu versagen. Keine Sorge, ihr seid nicht allein – wir begleiten euch durch dieses Abenteuer.

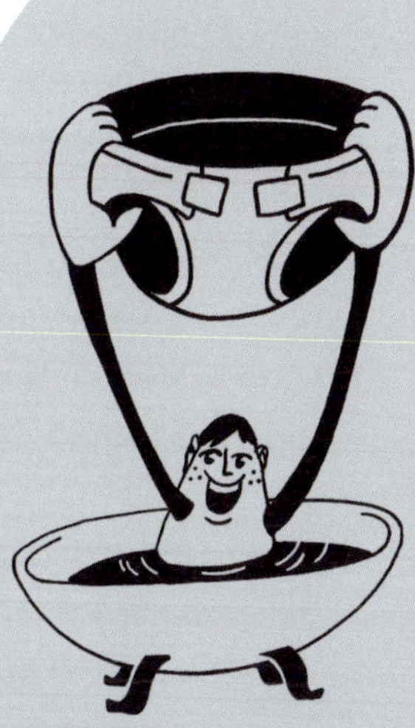

Bereit für die nächste Wickelrunde?

Nabelpflege

Kurz nach der Geburt meines Sohnes gab mir die Hebamme eine Zange in die Hand. Ich hatte die große Ehre, die Nabelschnur zu durchtrennen. Statt der verletzlichen, wabbligen Schnur, die ich erwartet hatte, war die Nabelschnur überraschend dick und robust. So robust, dass ich mit der Beißzange zweimal beherzt zuzwicken musste, um das stromkabelartige Gebilde erfolgreich zu durchtrennen. Eigentlich hätte ich mir denken können, dass die Natur eine widerstandsfähige Verbindung zwischen Mutter und Kind wählt. In der Gebärmutter hängt schließlich das Leben des Kindes davon ab, dass Sauerstoff und lebenswichtige Nährstoffe problemlos durch die Nabelschnur passieren können!

Nach der Durchtrennung baumelt an der Stelle, wo später einmal der Bauchnabel sein wird, der Nabelschnurrest. Der Nabelschnurrest beginnt in den nächsten Tagen zu trocknen und zu schrumpfen und entwickelt eine dunkle, harte Konsistenz. Dieser Prozess wird passenderweise als Mumifikation bezeichnet. Wenn die Mumifikation abgeschlossen ist, fällt der Nabelschnurrest innerhalb der ersten zwei Wochen von selbst ab. Das Baby merkt davon nichts. Auch wenn das Abfallen auf sich warten lässt, sollte der Nabelschnurrest in Ruhe gelassen werden. Bitte werde nicht selbst aktiv oder ziehe daran, denn selbstständiges Herumdoktern kann Verletzungen oder Infektionen nach sich ziehen. Wenn der Nabelschnurrest nach zwei Wochen noch nicht abgefallen ist, der Nabelschnurrest unangenehm riecht oder komische Sekrete absondert, dann ist das ein Grund für einen Besuch in der Kinderarztpraxis.

Um den Nabelschnurrest zu schützen, kannst du ihn mit einer sauberen, trockenen Kompresse einwickeln. Desinfizierende Cremes sind bei guter Hygiene überflüssig. Puder können eingeatmet werden und die Lunge schädigen und Alkohol kann sogar zu Vergiftungen führen – deshalb bitte Finger weg. Wenn du die Windel verschließt, vermeide, dass sie auf den Nabelschnurrest drückt. Sollte der Nabelschnurrest oder die Nabelwunde schmierig oder zum Beispiel mit Stuhl verschmutzt sein, kannst du sie vorsichtig mit Kochsalzlösung (aus der Apotheke) oder einer alkoholfreien Desinfektionslösung reinigen. Gib einfach einen Spritzer auf ein Wattestäbchen und säubere damit den Nabel vorsichtig. Manche Eltern verwenden auch ein paar Tropfen Muttermilch, eine Methode, die unbedenklich ist und den Abheilungsprozess sogar beschleunigen kann.

Nach dem Abfallen des Nabelschnurrests bleibt eine kleine Wunde zurück. In den ersten Tagen ist es normal, dass Wundflüssigkeit und etwas Blut austreten und der Wundgrund vorgewölbt und schmierig ist. Bitte kontrolliere die Nabelwunde deines Kindes täglich beim Windelwechseln. Achte besonders darauf, dass Stuhl und Urin von der Nabelwunde fernbleiben. Sollte dir eine Rötung, Eiterbildung, Schwellung oder ein unangenehmer Geruch auffallen, können das Zeichen für eine Infektion sein. Weil unter dem Nabel wichtige Blutgefäße verlaufen, kann dies für dein Baby gefährlich werden. Lass es deshalb bei Zeichen einer Nabelinfektion bitte zeitnah von einer Kinderärztin oder einem Kinderarzt untersuchen. Nach etwa ein bis zwei Wochen ist die Wunde geheilt. Und mit der Narbe, die an dieser Stelle entstanden ist, hat dein Baby einen Bauchnabel bekommen.

Muttermilch bei Hautproblemen

Da machen Kurkuma, Goji-Beeren und Spirulina große Augen: Muttermilch hat nicht nur eine extrem hohe Nährstoffdichte, sondern zusätzlich Hautpflege-Skills, die andere Superfoods alt aussehen lassen.

In vielen Kulturen wird Muttermilch traditionell auch als Hausmittel verwendet, zum Beispiel, wenn der Babypo wund ist oder zur Pflege des Bauchnabels. Sie enthält unter anderem Wachstumsfaktoren, Stammzellen, Antikörper und probiotische Bakterien, und unterstützt so das Immunsystem, lindert Entzündungen und fördert die Wundheilung.[19]

Außerdem kann Muttermilch die Ablösung des Nabelschnurrests beschleunigen.[20] Und ein wunder Po, der bei Babys ja bekanntlich häufig entsteht, kann ebenfalls von einer Behandlung mit Muttermilch profitieren. Und auch bei Entzündungen, wie sie bei einer leichten Neurodermitis vorkommen, kann man Muttermilch ausprobieren, weil sie einen ähnlich starken entzündungslindernden Effekt hat wie eine leichte Kortisoncreme.[21] Spätestens nach einer Woche erfolgloser Behandlung mit Muttermilch solltest du aber trotzdem überlegen, ob eine ärztliche Behandlung nicht doch die bessere Wahl für dein Kind ist.

Muttermilch ist also kostenlos, aber nicht umsonst. Sie ist eine sanfte und verträgliche Möglichkeit, um leichte Hautentzündungen zu lindern und den Nabel zu pflegen. Wichtig zu wissen: Weil über die Muttermilch auch Nahrungsmittelallergene auf die Haut geraten, kommt es bei der Behandlung in seltenen Fällen zu Nahrungsmittelallergien.

Das Hautpflege-1×1

Vom Pharmagiganten bis zur Momfluencerin: Alle buhlen beim Thema Babyhautpflege um die Aufmerksamkeit junger Eltern. Mikroplastik, Nanopartikel, vegan?! Baumwollwindeln oder Pampers? Wenn dich das überfordert, bist du nicht allein. Die gute Nachricht ist aber: Mit ein paar Tipps bekommst du das gut hin. Und wie immer ist das Wichtigste: Lass dich nicht stressen. Nach diesem Kapitel bist du Vollprofi für Hautpflege und aus einer nervigen Pflicht ist ein schönes gemeinsames Ritual geworden.

Wichtigste Take-home-Message: Weniger ist mehr. Gesunde Babyhaut bringt alles mit, was sie braucht. Deswegen müssen Cremes nur selten aufgetragen werden, damit die Haut gesund bleibt. Beim Auftragen von Cremes besteht immer auch das Risiko, dass hautreizende oder allergieauslösende Stoffe auf die Haut kommen und Cremes daher mehr schaden als nutzen. Deswegen gilt beim Thema Pflegecremes dieselbe Maxime wie bei den Süßigkeiten von den Großeltern: So viel wie nötig, so wenig wie möglich.

Nach dem Baden ist Eincremen auf jeden Fall eine gute Idee. Wie bei uns Erwachsenen quillt auch bei Babys die Hornschicht durch den Kontakt mit Wasser auf. Das schwächt die unreife Hautbarriere zusätzlich und macht die Haut trocken und anfällig für Entzündungen. Das kannst du aber einfach verhindern, indem du dein Kind direkt nach dem Baden von Kopf bis Fuß eincremst. Indem du Pflegecreme auf die noch etwas feuchte Babyhaut aufträgst, versiegelst du das Wasser in der Hornschicht und erhöhst dadurch die Geschmeidigkeit der Haut. Passenderweise wird diese Methode im Englischen *soak and seal* (»vollsaugen und versiegeln«) genannt.

Eine weitere Situation, in der Eincremen Sinn macht, ist der Windelwechsel. Eine Wundschutzcreme hilft, die Babyhaut vor den reizenden Ausscheidungen, insbesondere vor der Flüssigkeit, zu schützen (Mehr dazu im Kapitel »Wickeln«, Seite 50).

Es ist ganz normal, dass die Babyhaut in den ersten sechs bis acht Wochen eher trocken ist. Und trockene Haut heißt für uns Eltern: eincremen. Es stimmt übrigens nicht, dass die Haut durch Eincremen »vergisst« oder »verlernt«, sich selbst ausreichend mit Fett zu versorgen. Das Gegenteil ist der Fall: Trockene Haut ist ein Zeichen, dass die Haut mit dem Rückfetten allein nicht mehr hinterherkommt und unsere Unterstützung braucht. Wenn du also über die Haut deines Babys streichst und sie sich rau anfühlt wie ein kratziger Wollpullover oder du bei genauerem Hinsehen eine feine weiße Schuppung erkennst, ist das das Signal zum Eincremen. Und anstatt Creme umständlich nur auf einzelne trockene Hautstellen aufzutragen, kannst du direkt den ganzen Kinderkörper eincremen. Meist ist die Haut nämlich überall hilfsbedürftig, auch wenn sie nicht überall gleich trocken erscheint. Und weil eine einzige Eincreme-Session höchstwahrscheinlich nicht genug ist, ist der Effekt am besten, wenn du dein Kind gleich einige Wochen lang täglich eincremst.

Vor allem in der kalten Jahreszeit ist es von Vorteil, die Babyhaut besonders zu schützen. Denn in der Kälte bilden die Talgdrüsen weniger Hautfett, sodass der hauteigene Schutzfilm im Winter weniger gut funktioniert. Bei Babys und Kleinkindern trocknet die Haut im Winter daher besonders stark aus. Wenn das Baby bei kalten Temperaturen draußen ist, es ist sinnvoll, vorher Schutzcremes zu nutzen.

TIPP

Der richtige Umgang mit Babyölen

Besser als reines Öl ist ein hautähnliches Gemisch aus Öl und Wasser, zum Beispiel eine Creme oder Lotion. Versiegelt man die Haut mit einem puren Ölfilm, kann das langfristig sogar zu Hautreizungen führen.

Zur Entfernung von hartnäckigen Verschmutzungen, fettreicher Sonnencreme oder Wind- und Wetterschutzcremes (siehe unten) kann ein Schuss Babyöl im Badewasser oder auf einem feuchten Waschlappen eine gute Idee sein. Obwohl sich die Haut nach einem Ölbad oder einer Ölmassage weich und geschmeidig anfühlt, sollten die Ölreste anschließend aber entfernt werden. Tupfe die Babyhaut dafür mit einem Baumwollhandtuch ab und creme die Haut anschließend mit einer Pflegecreme ein.

Pflanzenöle, wie zum Beispiel kaltgepresstes Mandelöl, Jojobaöl oder Sheabutter, sind eine gute Wahl. Verwende nur bitte kein haushaltsübliches Olivenöl, denn das kann die Hautbarriere schädigen.

Wind- und Wettercremes

Kälteschutzsalben oder Wind- und Wetterschutzcremes bestehen aus viel Fett und wenig oder keinem Wasser. Sie legen sich wie eine Plastikfolie auf die Haut und bilden eine luft- und wasserundurchlässige Schutzschicht auf der Haut. Die Haut verliert dann keine Feuchtigkeit und ist gleichzeitig vor Kälte, Nässe und Wind geschützt.

Bei Temperaturen um den Gefrierpunkt (0 Grad Celsius) oder eisigem Wind ist es also sinnvoll, Kinderhaut im Gesicht inklusive der Lippen durch eine Schicht Wind- und Wettercreme oder eine fettreiche Salbe wie Vaseline oder eine Brustwarzensalbe vor der Austrocknung zu schützen. Sobald man wieder zu Hause ist, wird die Salbe am besten mit Wasser und etwas Öl abgewaschen.

Baden

Wenn es bei der Nabelheilung keine Probleme gibt, kannst du selbst entscheiden, wann du mit dem Baden beginnen willst. Du hast die Wahl: Du kannst schon in den ersten Tagen beginnen oder auf Nummer sicher gehen und warten, bis der Nabelschnurrest abgefallen ist.[22] Wichtig: Anfangs sollte das Baby nur kurz baden (unter fünf Minuten), damit die Haut nicht zu sehr aufweicht.

Zum Baden kannst du einen Waschzuber oder eine Babywanne benutzen, die du mit warmem Wasser (maximal 37 Grad Celsius) zur Baby-Wellness-Oase machst. Sich mit dem Baby in die Badewanne zu setzen ist ebenfalls möglich, kann aber in den ersten Lebenswochen umständlich sein. Achte beim Baden darauf, dass du dein Kind so festhältst, dass es dir auch bei wilden Strampelbewegungen nicht durch

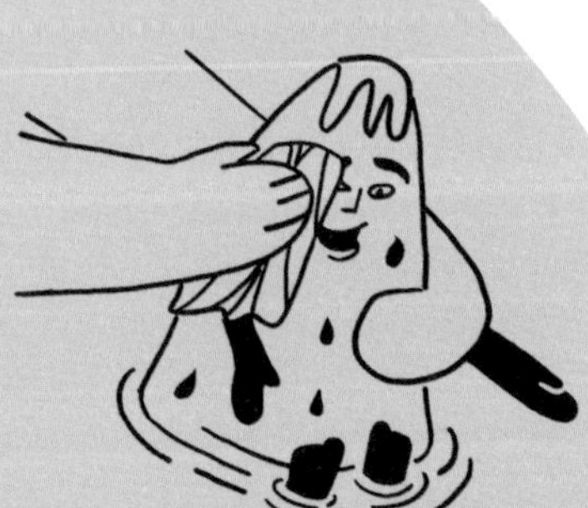

Ein fester Schultergriff verhindert, dass dein Kind beim Baden davonflutscht.

die Finger flutscht. Am besten funktioniert das, indem du mit einer Hand von hinten eine Babyschulter festhältst. Dann hast du die andere Hand frei für den Waschlappen.

Manche baden ihr Kind jeden Tag, andere einige Male pro Woche und wieder andere nur dann, wenn ihr Kind vor Schmutz starrt. Im Prinzip sind alle Varianten okay. Wenn ihr die gemeinsame Zeit beim Plantschen genießt, badet gern mehrmals pro Woche. Von mehreren Badesessions pro Tag würde ich aber abraten, da das die Haut unnötig austrocknet. Richtig gelesen: Wasser trocknet die Haut aus, wenn man nicht direkt danach die Haut eincremt. Duschgele und Shampoos sind zum Teil aber noch schlimmer, sie entfetten die Haut und bringen den natürlichen Säureschutzfilm durcheinander. Das Resultat ist eine trockene und spröde Haut. Um die Babyhaut zu reinigen, reichen Wasser

Auf welche Labels kann ich mich bei Pflegeprodukten verlassen?

Greifst du mit bester Absicht zu Baby- oder Kinder-Hautprodukten? Leider kannst du dich nicht einfach auf Labels wie »für Kinder«, »für empfindliche Haut« oder »sensitiv« blind verlassen. Mehr als zwei Drittel der speziell für Kinder angepriesenen Kosmetikprodukte enthalten allergieauslösende Inhaltsstoffe[23], am häufigsten Duftstoffe[24]. Dann wenigstens ein Produkt, das »dermatologisch getestet« wurde? Fehlanzeige. Gütesiegel, die sich die Hersteller selbst verleihen, sind reine Werbeaussagen. Diese Behauptungen garantieren nicht, dass ein Produkt von deinem Kind problemlos vertragen wird.

Halte lieber Ausschau nach den Logos des Deutschen Allergie- und Asthmabundes (DAAB) und der Europäischen Stiftung für Allergieforschung (ECARF). Sie kennzeichnen Kosmetikprodukte, die keine potenten Allergieauslöser oder hautreizenden Stoffe enthalten.

Weitere Informationen zu riskanten Inhaltsstoffen in Kosmetikprodukten findest du bei Öko-Test (www.oekotest.de) oder auf der Website des wissenschaftlichen Ausschusses der Europäischen Kommission für Verbrauchersicherheit (*Scientific Committee on Consumer Safety*, kurz SCCS).

und ein weicher Waschlappen. Fahre damit sanft über die Babyhaut und vergiss dabei nicht die Hautfalten. Hier tummeln sich Spucke, Fussel und Keime.

Sollte die Reinigungswirkung des Leitungswassers bei stark haftendem Schmutz an seine Grenzen kommen, kannst du seifenfreie, pH-neutrale Waschlotionen verwenden. Am besten sind diese sogenannten Syndets zusammen mit milden Zuckertensiden wie Coco-Glucoside, Decyl-Glucoside oder Lauryl-Glucoside. Zum Schluss solltest du das ganze Kind mit klarem Leitungswasser abwaschen, um Reste von Waschlotion und Shampoo von der Haut zu entfernen.

Wenn dein Kind zu trockener Haut neigt oder du Hauttrockenheit vorbeugen möchtest, kannst du dem Badewasser etwas Mandelöl hinzufügen. Das Mandelöl legt sich wie ein hauchdünner Schutzfilm auf die Haut deines Kindes, wenn du es aus dem Wasser nimmst. Nach fünf bis zehn Minuten sollte mit dem Baden Schluss sein, um die Babyhaut nicht zu sehr zu strapazieren. Ist dein Kind älter, kann es gern auch länger baden.

Wickeln

Die Momente auf der Wickelkommode, in denen mich unser kleiner Saubermann anstrahlt und mit seinen Beinchen strampelt, gehören für mich zu den schönsten des Tages. Also an alle Väter, die dem Windeln wie ich früher mit Skepsis und Ekel gegenüberstehen: Springt über euren Schatten, zeigt den furchtlosen Versorger in euch und fangt direkt nach der Geburt damit an, die Windeln zu wechseln. Ich versichere euch: Es ist wirklich halb so wild und gleichzeitig stärkt ihr die Beziehung zu eurem Kind. Und zu eurer Partnerin oder eurem Partner.

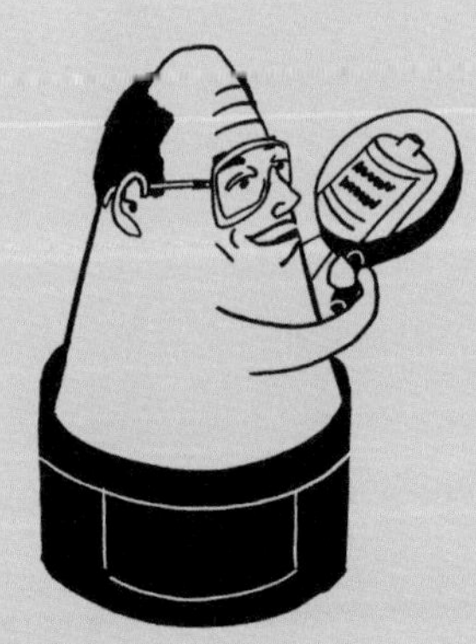

Sogar Biochemikerinnen und Biochemiker verlieren den Überblick bei den unzähligen Inhaltsstoffen in Pflegeprodukten.

So läuft das Windelwechseln ab: Kleidung aufknöpfen, Windel öffnen, Stuhl mit Windel abwischen, Windel in den Mülleimer oder in die Waschmaschine. Dann solltet ihr den Windelbereich inklusive der Haut zwischen den Speckröllchen mit einem feuchten Tuch abwischen und dabei einige lustige Grimassen für das Kind machen, während die Haut trocknet. Sinnvoll ist es, zum Schluss eine Schicht Wundschutzcreme aufzutragen, bevor ihr eine neue Windel anlegt – das ist alles. Das Windelwechseln ist nicht ansatzweise so kompliziert wie die Aufbauanleitung eines neuen Möbelstücks, wichtig ist nur, dass du nicht zu lange mit dem Wechseln wartest. Wenn eine Windel zu lange nicht gewechselt

Feuchttücher

Einweg Feuchttücher sind superpraktisch, wenn man den Windelbereich, verschmierte Gesichter oder verklebte Kinderhände schnell und effektiv reinigen möchte. Feuchttücher sind aber leider nicht ganz unproblematisch, denn die meisten sind aus Kunststoff, der die Umwelt belastet. Außerdem enthalten manche Feuchttücher hautreizende oder allergieverursachende Stoffe. Daher sind Wasser und wiederverwendbare Baumwolllappen für zu Hause eine sehr gute Alternative. Um festhaftenden Schmutz oder zum Beispiel hartnäckige Cremerückstände von fettreichen Kosmetikprodukten wie Sonnen- oder Wind- und Wettercreme zu entfernen, könnt ihr ein paar Tropfen Öl (zum Beispiel Mandelöl oder Babyöl) auf dem Waschlappen verwenden.

Doch es gibt Situationen, zum Beispiel unterwegs oder in der Kita, in denen man nicht um Feuchttücher herumkommt. Beim Kauf kannst du auf folgende Produkteigenschaften achten:

- Frei von Duftstoffen
- Chlorfrei gebleicht
- Frei von problematischen Konservierungsmitteln wie Parabene (zum Beispiel Butylparaben oder Propylparaben) oder Methylisothiazolinon
- Ohne Formaldehyd-Abspalter
- Material aus Lyocell oder Viskose ist anders als solche aus Kunststofffasern biologisch abbaubar und daher umweltfreundlicher

wird, kann es passieren, dass die Feuchtigkeit der Ausscheidungen die Haut angreift. Das äußert sich in geröteter, entzündeter Haut und ist sehr unangenehm für das Kind, weil der Windelbereich dann brennt und schmerzt.

Neben dem regelmäßigen Wechseln der Windel helfen Wundschutzcremes, die Haut im Intimbereich vor Reizstoffen in Urin und Kot zu schützen.[25] Bei häufigem Stuhlgang oder Situationen, in denen die volle Windel nicht gleich gewechselt werden kann, wie nachts oder unterwegs, empfiehlt es sich, vorbeugend eine Schicht Wundschutzcreme aus der Drogerie zu verwenden. Dasselbe gilt auch für Kinder, die beim Zahnen oder beim Verzehr bestimmter Lebensmittel, zum Beispiel Tomaten, mit einem wunden Po reagieren.

ABC der Popo-Pflege

A wie Austrocknen: Lass die Babyhaut mehrmals am Tag nach dem Windelwechseln vollständig lufttrocknen. Wenn die Zeit drängt, Haut sanft trocken tupfen, nicht reiben.

B wie Barriereaufbau: Zinksalben schützen die Hautbarriere und fördern die Abheilung. Wundschutzcremes können sowohl zur Vorbeugung als auch zur Behandlung eingesetzt werden. Anti-Pilz-Mittel sind nicht standardmäßig notwendig.

C wie Clean: Für die Reinigung des Windelbereichs kannst du Waschlappen, feuchte Wattepads (mit Leitungswasser oder Mandelöl) oder Feuchttücher verwenden.

D wie *Diaper* (»Einmalwindel«): Wenn die Haut wund ist, sind Einmalwindeln gefragt, da sie die Feuchtigkeit besser aufsaugen. Spätestens alle vier Stunden oder bei Verschmutzung solltest du sie wechseln.

E wie »Es könnte auch was anderes sein«: Sollten sich die Beschwerden trotz deiner Bemühungen nicht bessern, macht bitte einen Termin in eurer Hautarzt- oder Kinderarztpraxis aus. Es könnte nämlich auch etwas anderes dahinterstecken, zum Beispiel eine Kontaktallergie oder eine Infektion mit Hefepilzen.

Um Entzündungen im Windelbereich zu verhindern, gibt es noch einen weiteren effektiven (und kostenlosen) Trick: Gönne deinem Kind mehrmals am Tag eine Weile »unten ohne«, damit die Haut vollständig trocknen kann. Wenn du Luft an die Haut lässt, gibt die aufgequollene Hornschicht das überschüssige Wasser ab. Nach einer kurzen Verschnaufpause geht die Haut mit einer neuen Windel in die nächste Runde mit Körpersekreten, Luftabschluss und Wärmestau.

Wenn dein Kind einen wunden Po unter der Windel entwickelt, dann ist es in guter Gesellschaft: In Deutschland sind ein Drittel der Kinder früher oder später untenrum rot.[26] Der Windelbereich juckt und schmerzt, und es wird Zeit, die richtigen Maßnahmen zu ergreifen, damit sich die Beschwerden bessern. Mit dem ABC der Popo-Pflege wird das zum Kinderspiel.

Nägel schneiden

Die Fingerchen und Zehen von Babys sind unglaublich niedlich. Doch wer schon einmal von einem Neugeborenen gekratzt wurde, weiß, dass die winzigen Nägel messerscharf sein können. Deswegen sind blutige Kratzer im Gesicht von frischgebackenen Eltern absolut keine Seltenheit. Die Frage liegt nah: Sollte man Babynägel nicht besser schneiden? Oder klippen? Oder ist es besser, die Kratzer als Liebesbeweis still zu ertragen?

In den ersten Lebenswochen reißen die hauchdünnen Babynägel oft von selbst ab. Dann hat die erste Maniküre noch ein wenig Zeit. Sobald sie aber über die Finger- oder Zehenkuppe hinausragen, wird es Zeit, die Babynägel regelmäßig zu kürzen. Für viele Eltern ist das Schneiden der klitzekleinen Nägel anfangs eine Herausforderung. Die Sorge, das Baby versehentlich zu verletzen, ist groß. Dabei gibt es einige einfache Techniken und Hilfsmittel, die die Nagelpflege sicher und angenehm gestalten. Am wichtigsten sind eine ruhige Hand und die richtige Vorbereitung. Babyscheren mit abgerundeten Spitzen sind ideal, um Verletzungen zu vermeiden, da sie speziell für die kleinen Finger und Zehen entwickelt wurden. Außerdem ist eine feine Glasfeile super, um die Nägel nach dem Schneiden abzurunden und eventuelle scharfe Kanten zu entfernen. Ciao Raubtierkrallen! – oder besser gesagt: Auf Wiedersehen. Die Nägel wachsen nämlich so schnell, dass sie schon nach wenigen Tagen wieder geschnitten werden müssen.

TIPP

How-to-Babynagelpflege

Du brauchst:

1. Eine Babyschere mit abgerundeter Spitze
2. Eine feine Glasfeile
3. Eine feste Unterlage, um das Bein oder den Arm des Babys ruhig zu halten

So geht's:

1. Schneide die Nägel direkt nach dem Baden, weil sie dann durch das warme Wasser weicher sind.
2. Halte das Bein oder den Arm des Babys ruhig auf einer festen Unterlage, um plötzliche Bewegungen während des Schneidens zu vermeiden.
3. Halte die Finger- oder Zehenkuppe vorsichtig vom Nagel weg, um die Haut nicht zu verletzen. Mache kleine, kontrollierte Schnitte und folge der natürlichen Form des Nagels. Schneide die Kanten nicht rund, sondern eckig ab, um ein Einwachsen der Nägel zu verhindern.
4. Überprüfe, ob noch scharfe Kanten vorhanden sind. Wenn ja, glätte sie mit der Feile.

Keine gute Idee: Verwende niemals deine Zähne zum Abbeißen der Nägel. Das kann zu Einrissen und Infektionen führen. Verwende in den ersten Monaten keine Nagelknipser, da hiermit nicht so genaue Schnitte möglich sind und sie das Verletzungsrisiko erhöhen.

Wenn sich die Haut verändert

Die ersten Wochen zu Hause waren für unsere kleine Familie eine wahnsinnig schöne Zeit. Ich erinnere mich, wie wir unser Baby die Treppen hochgetragen haben und das erste Mal als Familie in unsere Wohnung gekommen sind. Die Tür ging auf und wir traten in ein neues Kapitel unseres Lebens ein. Auf einmal drehte sich nicht mehr alles um uns, um Job, Freundschaften und Hobbys. Stattdessen kamen wir als nagelneue Eltern mit einem Kind nach Hause, für das allein wir verantwortlich waren. Oft bin ich in den ersten Wochen nachts aufgewacht, um mich zu vergewissern, dass der Kleine noch atmet. Und auch sonst haben meine Frau und ich versucht, jedes Zeichen seines kleinen Körpers zu lesen, um ja nichts Wichtiges zu verpassen.

Rot, braun, weiß – was ist da los?

In den ersten Wochen nach der Geburt gibt es einige Phänomene an der Haut, die Eltern oft beunruhigen. Praktisch alle Kinder haben in dieser Zeit etwas an der Haut – rote, braune, weiße Stellen kommen vor, außerdem Schuppung und Haarverlust. Wir haben die wichtigsten Zeichen der Haut für dich zusammengefasst, damit du diese besondere Zeit mit etwas mehr Gelassenheit genießen kannst.

Rote Stellen: Neugeborenenausschlag

Wenn ein Kind auf die Welt kommt, ist das für die Eltern ein überwältigendes Ereignis. Auch das kindliche Immunsystem ist ziemlich überrascht, mit welchen neuen Aufgaben es auf einmal konfrontiert ist. In der Gebärmutter sind praktisch keine Keime zu finden, deswegen läuft das Immunsystem auf Standby. Das ändert sich schlagartig, wenn das Kind geboren wird. Bereits während dem Geburtsvorgang macht die Kinderhaut Bekanntschaft mit zahlreichen Bakterien und anderen Kleinstlebewesen. Und spätestens beim Kuscheln mit den Eltern wandern viele weitere Keime auf die Babyhaut. Das ist ganz normal. In den folgenden Tagen vermehren sich diese Bakterien in rasendem Tempo, bedecken schon bald die gesamte Hautoberfläche und bilden die gesunde Keimflora der Haut.

Für das Immunsystem ist dieser natürliche Vorgang eine große Umstellung. Bei zwei Drittel aller Neugeborenen gibt es zur Begrüßung der neuen Mitbewohner erst einmal eine übertrieben starke Immunantwort. Das bedeutet, dass das Immunsystem harmlose Hautkeime für gefährliche Krankheitserreger hält und versucht, sie wieder loszuwerden. Dies führt zum sogenannten Neugeborenenausschlag *(Erythema toxicum neonatorum)*. Zwischen dem ersten und zehnten Lebenstag treten dann an der Brust und am oberen Rücken kleine rote Flecken und eitergefüllte Pusteln auf. Die Babys merken davon nichts. Zum Glück ist diese überschießende Reaktion immer zeitlich begrenzt. Nach wenigen Tagen hat sich das Immunsystem an die neue Situation gewöhnt und das Immunsystem und die Keime schließen ihren Frieden miteinander. Das Hautproblem klingt

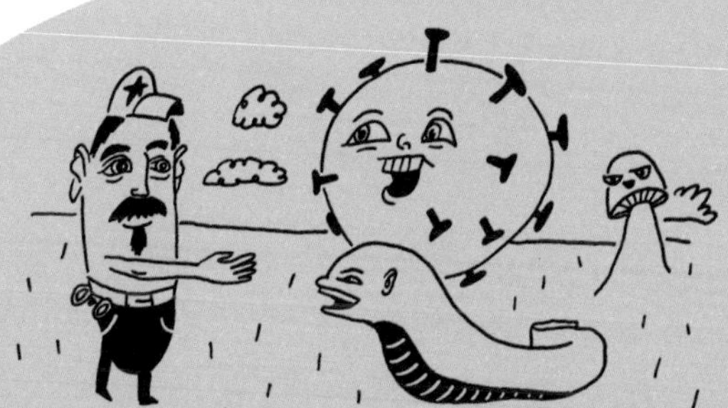

Das Immunsystem und die Hautflora schließen Frieden.

ganz ohne Behandlung ab. Sollte der Ausschlag länger als drei Wochen bestehen, frag bitte deine Hautärztin oder deinen Hautarzt um Hilfe.

Rote Stellen: Neugeborenenakne

Obwohl die Pubertät noch in weiter Ferne liegt, entwickelt jedes fünfte Neugeborene Pickel im Gesicht.[27] Typischerweise treten sie erstmals zwischen der zweiten und dritten Lebenswoche im Gesicht, an der Kopfhaut und an der Brust auf. Im Gegensatz zur echten Akne, die später zusammen mit Stimmbruch, Hormonchaos und Wachstumsschüben auftaucht, treten bei der Neugeborenenakne keine schwarzen Mitesser oder Pickel mit tiefem, »unterirdischem« Anteil auf. Bei genauem Hinsehen findet ihr ausschließlich oberflächliche Pusteln mit weißem Sekret oder kleine kreisrunde, gerötete erhabene Pickel. Die Neugeborenenakne verschwindet nach wenigen Monaten ganz ohne Behandlung. Vermeide besonders fettige Salben und Öle, da diese die Poren verstopfen und zu einer Verschlimmerung der Akne führen können.

Grund für die Neugeborenenakne ist übrigens das Testosteron, welches dein Kind nach der Geburt für kurze Zeit schwallartig produziert. Zusätzlich kriegt es über die Muttermilch weitere männliche Hormone eingeflößt. Durch diesen Testosteron-Doppelwumms wird die Talgproduktion angeregt und die Hautoberfläche wird fettig wie Speckstreifen. Dann fühlen sich die Hefepilze, die natürlich auf der Babyhaut vorkommen, wie die Made im Speck. Sie fressen den Talg, vermehren sich und sorgen für entzündete Pickelchen auf der Haut.

Rote Stellen: Storchenbiss und Feuermal

Der Storch packt das Baby sanft mit seinem Schnabel am Nacken und trägt es durch die Lüfte, um es an der Türschwelle abzuliefern, wo die zukünftigen Eltern es freudig in Empfang nehmen. Als Erinnerung an seine erste Flugreise behält das Baby einen roten Fleck im Nacken. So erklärt es zumindest die volkstümliche Erzählung.

Natürlich haben Storchenbisse in Wahrheit nichts mit Störchen zu tun. Stattdessen werden die roten Flecken, die bei knapp 80 Prozent aller Neugeborenen auftreten[28], durch kleinste Blutgefäße in der Haut verursacht. Diese sind Überbleibsel, die bis zur Geburt hät-

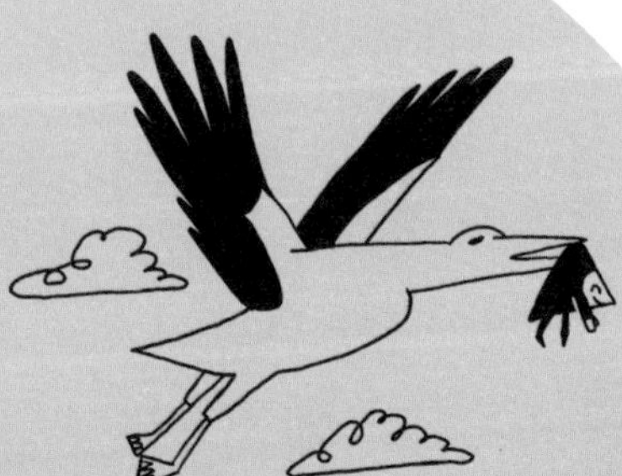

Storchenbisse sieht man bei uns vermutlich häufiger als Störche.

ten verschwinden sollen, aber als Souvenir an die Zeit im Bauch der Mutter zurückgeblieben sind. Die Blutgefäße sind aufgebläht und so strömt mehr Blut durch sie als gewöhnlich. Der verstärkte Blutfluss verursacht die typischen hellroten bis lachsfarbenen Flecken, zum Beispiel im Nacken des Kindes oder zwischen seinen Augenbrauen.

In den meisten Fällen verblasst ein Storchenbiss von selbst und verschwindet innerhalb der ersten zwei bis drei Lebensjahre vollständig. Besonders die Flecken im Gesicht, wie auf der Stirn oder an den Augenlidern, sind in der Regel nur vorübergehend und werden mit der Zeit blasser, bis sie kaum noch sichtbar sind. Es gibt jedoch Ausnahmen: Ein Storchenbiss im Nacken – der klassische Storchenbiss – bleibt häufig ein Leben lang erhalten. Während der Fleck im Alltag oft kaum auffällt, kann er sich bei körperlicher Anstrengung, Temperaturveränderungen oder beim Weinen dunkelrot färben und dadurch auffälliger werden.

Das Feuermal *(Naevus flammeus)* beruht wie ein Storchenbiss auf einer Vermehrung von Blutgefäßen in der Haut. Rein zufällig kam es während der Schwangerschaft zu einer Veränderung in manchen Zellen. Im Laufe der Zeit sind diese dann zu vielen kleinen Blutgefäßen herangewachsen. Die Haut wird dadurch an dieser Stelle intensiv durchblutet und ist feuerrot. Anders als Storchenbisse verschwinden Feuermale nicht von selbst, sondern bleiben ein Leben lang bestehen. Ab der Pubertät werden sie dunkler und sogar dicker und stellen dann häufig ein optisches Problem für die Betroffenen dar. Manchmal treten Feuermale auch zusammen mit anderen Beschwerden auf, dann handelt es sich um ein sehr seltenes genetisches Syndrom. Feuermale selbst sind in den allermeisten Fällen aber vollkommen harmlos.

Für Storchenbisse ist keine Behandlung notwendig, da sie bei den meisten Kindern von allein verblassen. Wenn ein Feuermal aber stört, kann man mit einem Laser etwas nachhelfen. Das Mal wird deutlich blasser und damit weniger sichtbar, wenn die Behandlung früh begonnen wird.

Rote Stellen: Blutschwämme

Häufig schicken unsere Freundinnen und Freunde Tati und mir Fotos von ihren Kindern mit der Bitte, eine Ferndiagnose zu stellen. Vom Ekzem bis zu Mückenstichen schwirrt alles Mögliche in unser Postfach. Besonders oft schicken uns besorgte Eltern Bilder von Blutschwämmen *(Hämangiome)*. Vielleicht liegt es daran, dass ihre intensive rote Farbe und ihr rasches Wachstum Eltern schlaflose Nächte bereiten. Aber noch bevor wir tiefer in die Materie einsteigen, kann ich Entwarnung geben: Blutschwämme sind in aller Regel harmlos und bilden sich selbstständig wieder zurück.

Stell dir vor, in deiner Stadt gibt es eine wichtige Hauptstraße, die durch ein großes Schlagloch oder eine Baustell blockiert wird. Der Verkehr fließt nur noch sehr langsam, die Autos stauen sich, es entsteht Chaos. Um dieses Problem zu lösen und den Verkehr wieder in Bewegung zu bringen, beschließen die Fachleute der Stadtplanung, neue Straßen um die beschädigte Stelle herum zu bauen. Man vermutet, dass der Entstehung von Blutschwämmen ein ähnlicher Mechanismus zugrunde liegt: An eine bestimmte Hautstelle kommt während der Schwangerschaft nicht genug Sauerstoff. Um die Problemstelle trotzdem zu versorgen, baut der Körper hastig ein dichtes Netzwerk von Blutgefäßen. Ein solcher Gefäßknoten in der Haut ist von außen als pinker Knubbel sichtbar.

Wie die meisten Boybands durchlaufen auch Blutschwämme bestimmte Phasen in ihrer Karriere. Erst sind sie unbekannt, dann folgt der kometenhafte Aufstieg und einige Jahre später erinnert sich niemand mehr an sie. In der Anfangsphase, also bei der Geburt, sind die Blutschwämme entweder noch gar nicht vorhanden oder so klein, dass man sie leicht übersieht. Sind vier oder fünf Wochen vergangen, erscheint der Blutschwamm auf der Bühne und beginnt unermüdlich zu wachsen. Er entwickelt sich zu einem prallen, knallroten Knoten. Vielen Eltern fällt auf, dass er bei Anstrengung, wie Schreien oder Pressen, kurzzeitig größer wird und seine rote Farbe noch intensiver strahlt. Etwa mit dem ersten Geburtstag hat der Blutschwamm seine maximale Größe erreicht. Danach beginnt die Phase des Niedergangs. Die kann je nach Größe des Blutschwamms zwischen zwei und neun Jahren dauern.[29] Nach seiner Zeit im Rampenlicht braucht der Blutschwamm also noch eine Weile, bis er vollständig vergessen ist. Manche Blutschwämme, besonders die, die sehr groß und dick sind, hinterlassen Spuren an der Haut, die auch Jahrzehnte später noch sichtbar sind.

In puncto Behandlung gilt die Devise: abwarten und beobachten! Eine Behandlung ist nur dann notwendig, wenn Blutschwämme Probleme verursachen. Zum Beispiel sollten Blutschwämme in Augennähe behandelt werden, da sie das Sehen beeinträchtigen können, oder solche an der Nasenspitze, weil sie die Nase unschön verformen oder die Atmung behindern können. An den Lippen können sie zu Trinkproblemen führen, im Windelbereich durch Reibung schmerzhafte Wunden verursachen. Auch Blutschwämme, die zu bleibenden Schönheitsmakeln werden könnten, etwa im Gesicht, am Hals, Dekolleté oder an der weiblichen Brust, sollten behandelt werden.

»Platzt ein Blutschwamm wie ein Wasserballon?« Viele Eltern machen sich Sorgen, dass ein Blutschwamm aufplatzen und unkontrolliert bluten könnte. An dieser Stelle kann ich Entwarnung geben. Auch wenn sie so aussehen, als seien sie zum Bersten mit Blut gefüllt, platzen Hämangiome nicht einfach auf. Sollte es zu einer Verletzung des Hämangioms kommen, ist die Blutung normalerweise nicht stärker als anderswo an der Haut. Um die Blutung zu stoppen, reicht es aus, fünf Minuten lang gezielt mit einer Kompresse oder einem sauberen Tuch Druck auf die Wunde auszuüben und anschließend einen Verband anzulegen (mehr dazu im Kapitel über Wunden ab Seite 165).

In der folgenden Tabelle siehst du, anhand welcher Merkmale du Blutschwämme von Feuermalen oder Storchenbissen unterscheiden kannst.

	Storchenbiss	Feuermal	Blutschwamm
Auftreten	Bei Geburt	Bei Geburt	Im 1. bis 2. Lebensmonat
Farbe	Lachsfarben bis hellrot	Dunkelrot bis lilafarben	Intensiv rot
Häufigkeit	Sehr häufig	Sehr selten	Gelegentlich
Typischer Ort	Stirnmitte, Augenlider, Nasenrücken, Oberlippe und Nacken	Im Gesicht oder an Armen und Beinen	Kopf und Hals, überall möglich
Rückbildung	Sehr wahrscheinlich bis zum 4. Geburtstag (Ausnahme: Nacken)	Nein; Dunkelfärbung und Dickenwachstum ab Pubertät	Ja, bis zum 4. bis 10. Geburtstag, bei vielen Kindern bleiben Reste zurück

Dunkle Stellen: Muttermale

Muttermale machen viele Eltern nervös. Viele denken bei Muttermalen gleich an Hautkrebs oder Schlimmeres. Dabei gehören die kleinen schwarzen Flecken zu uns wie Möhrenbreiflecken auf den Babybody. Atme also erst einmal durch, wenn dein Kind Muttermale auf der Haut hat. Muttermale sind fast immer harmlos, denn das Hautkrebsrisiko bei Kindern ist verschwindend gering. Man geht davon aus, dass nur eines von 160.000 Kindern unter vier Jahren an schwarzem Hautkrebs erkrankt.[30] Das bedeutet, man müsste drei volle Fußballstadien voller Kinder durchsuchen und würde nur ein einziges erkranktes Kind finden.

Damit du ein bisschen mehr Sicherheit beim Thema Muttermal hast, schauen wir uns jetzt die wichtigsten Punkte zu diesem Thema an. Muttermal und Leberfleck sind übrigens beides uralte, ungenaue Begriffe. Muttermal kommt aus dem sechzehnten Jahrhundert, als man glaubte, die Flecken (sogenannte Male) kämen von »unbefriedigten Gelüsten« der Mutter während der Schwangerschaft. Spicy! Und Leberfleck ist ein Verweis auf die leberbraune Farbe der Flecken. Beide Begriffe bezeichnen die braunen Flecken, die Kinder und Erwachsene auf der Haut haben.

Muttermale haben wir alle. Sie sind nichts anderes als eine Gruppe von Pigmentzellen, die sich auf einem kleinen Fleckchen Haut tummeln. Manche der braunen oder schwarzen Punkte sind ganz flach und nicht mit dem Finger tastbar, andere sind etwas erhaben, behaart oder ähneln einer Warze. Ab dem ersten Lebensjahr werden es langsam immer mehr. Im Jugendalter haben Kinder mit heller Haut durchschnittlich zwischen zwanzig und vierzig Muttermale[31], es können aber auch deutlich mehr sein. Doch nicht nur die Anzahl an Muttermalen ändert sich im Laufe der Kindheit, sondern auch die Muttermale selbst können ihr Aussehen verändern. Sie werden manchmal dunkler oder heller oder verschwinden teilweise auch ganz. Das ist völlig normal. Übrigens: Eine Hautkrebsvorsorge ergibt bei den meisten Kindern keinen Sinn, weil Hautkrebs, wie schon erwähnt, während der Kindheit extrem selten ist.

Muttermal-Check

Diese Muttermal-Typen sollten von der Hautärztin oder vom Hautarzt gecheckt werden:

- **Das Veränderte:** Wenn sich ein Muttermal in kurzer Zeit stark verändert, es rasch wächst, die Farbe ändert oder auf einmal erhaben tastbar ist
- **Der Ausreißer:** Wenn ein Muttermal ganz anders aussieht als die restlichen Muttermale
- **Das Angeborene:** Angeborene Muttermale – also solche, die seit Geburt bestehen und vor allem große angeborene Muttermale (Kontrolle einmal jährlich)
- **Das Rote:** Schwarzer Hautkrebs ist bei Kindern meist nicht schwarz, sondern rot und knotig.
- **Das Blutende:** Wenn ein Muttermal ohne erkennbare Ursache anfängt zu bluten oder eine Wunde bildet
- **Das AUA-Mal:** Wenn ein Muttermal von ganz allein zu jucken beginnt oder weh tut
- **Die Vielzahl:** Wenn dein Kind insgesamt mehr als 50 Muttermale hat

Wie viele Muttermale ein Kind hat, bestimmen seine Gene. Aber auch wir Eltern können die Anzahl der Muttermale unserer Kinder beeinflussen. Insbesondere erhöhen kurze Aufenthalte in Regionen mit intensiver Sonneneinstrahlung die Anzahl von Muttermalen.

Dunkle Stellen: dunkle Pigmentflecken

Erinnerst du dich an die Zellen mit den Tentakeln in der Haut, die braune Hautfarbe produzieren? Genau, das waren die Pigmentzellen. Während der Entwicklung im Mutterleib entstehen die verschiedenen Zellen, die sich dann auf die Reise aus dem Körperinneren zu ihren Bestimmungsorten im Körper machen. Und wie bei einer Urlaubsreise mit Kleinkindern ist es für sie wichtig, dass niemand auf dem Weg verloren geht. Die Pigmentzellen müssen den Weg bis in die äußerste Hautschicht, die Epidermis, hinter sich bringen. Dabei kann es passieren, dass manche den Anschluss verlieren und knapp vor dem Ziel liegenbleiben. In der Lederhaut bilden sich dann kleine Pigmentzellkolonien *(Dermale Melanozytose)*. Diese Ansammlungen kann man mit bloßem Auge als grau-blaue Flecken auf der Haut erkennen.

Weil die bläulich-grauen Flecken so aussehen wie Blutergüsse, sorgen sie oft für Aufregung. In einigen Fällen wurde schon das Jugendamt eingeschaltet, weil man die Flecken für Anzeichen von Misshandlungen hielt. Oder die blauen Flecken wurden als »Beweis« für Unfälle in der Kita fehlinterpretiert. Weil die Pigmentflecken aber weder mit Misshandlungen noch mit Verletzungen zu tun haben, kann die richtige Diagnose deiner Familie einiges an Drama ersparen.

Meist sind die Pigmentflecken bereits bei der Geburt zu erkennen, manchmal erscheinen sie aber erst im ersten Lebensmonat. Ähnlich wie bei anderen Pigmentverschiebungen der Haut hängt es von der ethnischen Herkunft ab, wie stark sie ausgeprägt sind. Je dunkler der Hauttyp ist, desto aktiver sind die Pigmentzellen und desto häufiger treten auch die Pigmentflecken auf. Typischerweise erscheinen die Flecken am Po oder am unteren Rücken, selten jedoch auch im Gesicht. Sehr selten können auch die Augen pigmentiert sein, was Probleme beim Sehen verursachen kann.

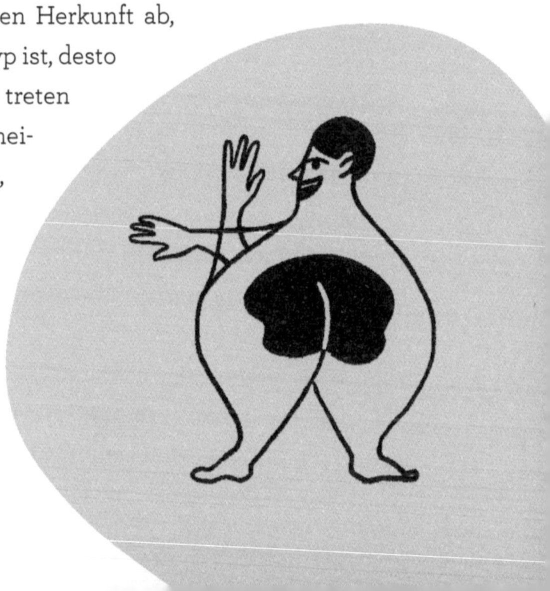

Ein harmloser blauer Fleck – Pigmentzellen auf Abwegen!

Bei den meisten Kindern verblassen die Flecken ab dem sechsten Lebensmonat und sind zum sechsten Lebensjahr verschwunden. Sehr dunkle Flecken oder solche, die außerhalb der Gesäßregion auftreten, können aber hartnäckiger sein. Wenn die Flecken optisch stören, könnt ihr gemeinsam mit eurer Hautärztin oder eurem Hautarzt überlegen, ob eine Entfernung mittels Laser infrage kommt.

Weiße Stellen: Grieskörner

Vielleicht kennst du Grieskörner (Milien) von dir selbst? Grieskörner sind kleine, gelbweiße Körnchen im Gesicht, die man mit dem Finger spüren kann. Es handelt sich um kleinste Taschen in der Haut, die mit Hornmaterial vollgestopft sind und ihren Ursprung irgendwo in den Tiefen der Talgdrüsen haben.

Bei jedem fünften Neugeborenen findet man Grieskörner im Gesicht, besonders am Nasenrücken, an der Stirn oder an den Wangen.[32] Es können aber auch andere Körperstellen betroffen sein, zum Beispiel Kopfhaut, Oberkörper, Arme und Beine. Milien sind komplett harmlos und verschwinden von selbst innerhalb der ersten Lebensmonate. Wichtig ist, nicht daran herumzudrücken. Ausdrückversuche sind selten von Erfolg gekrönt, weil das Hornmaterial tief in der Haut sitzt und nur mit viel Kraft herausgepresst werden kann. Statt deinem Kind etwas Gutes zu tun, verletzt du dabei die empfindliche Kinderhaut, bringst Keime in die Wunde und verursachst im schlimmsten Fall eine Infektion.

Schuppige Stellen: Kopfgneis und Milchschorf

Du hast nach der Geburt schuppige, krustige Stellen an der Kopfhaut deines Kindes entdeckt? Dann spuken wahrscheinlich schon die Begriffe Kopfgneis oder Milchschorf in deinem Kopf herum. Im Internet und in den Sozialen Medien findet man viel zum Thema, aber es ist auch viel Quatsch dabei. Mit einer Milchallergie hat Milchschorf zum Beispiel überhaupt nichts zu tun. Ich stelle mir Kopfgneis und Milchschorf wie einen guten und einen bösen Zwilling vor. Sie sehen fast gleich aus, aber der eine ist lieb und tut niemandem etwas zuleide, der andere ist fies und verursacht nichts als Probleme. Fast ein Viertel aller Kinder haben in den Monaten nach der Geburt schuppende Stellen an der Kopfhaut.[33] Weil Kopfgneis vollkommen harmlos ist, man Milchschorf aber besser behandeln sollte, schauen wir uns jetzt an, wie man die beiden richtig unterscheidet.

Der gute Zwilling Kopfgneis erscheint wenige Tage nach der Geburt. Er macht sich durch gelbe, fettige Schuppen auf der Kopfhaut bemerkbar. Ursache für den Kopfgneis sind die Talgdrüsen, die zu viel Talg produzieren. Der Talg wiederum ist ein gefundenes Fressen für harmlose Hefepilze, die bei uns allen auf der Kopfhaut wohnen. Die Hefepilze schlagen sich die Bäuche mit Talg voll, vermehren sich und lassen es sich gut gehen. Das, was man dann an der Kopfhaut als Schuppen sieht, ist ein Mix aus abgestorbenen Hornzellen, Talg und Hefepilzen. Die Kinder merken davon nichts, weil der Kopfgneis die Kopfhaut nicht angreift. Der gute Zwilling sieht also ein bisschen komisch aus, ist aber harmlos.

Der böse Zwilling namens Milchschorf entsteht durch eine Entzündung der Kopfhaut. Diese beginnt etwas später als der Kopfgneis, etwa ab dem dritten Lebensmonat. Durch die Entzündung ist die Kopfhaut gerötet (bei dunkleren Hauttypen ist sie dunkel-bräunlich verfärbt). Und auf der entzündeten Haut sitzen gelblich-braune Schuppen, die ein bisschen so aussehen wie angebrannte Milch. Die Schuppen haften fest auf der Kopfhaut und lassen sich nicht ohne Weiteres entfernen. Und jetzt wird es unangenehm: Der Milchschorf kann stark jucken. Kein Wunder also, wenn dein Baby deswegen schlecht schläft, unruhig oder quengelig ist. Ältere Säuglinge kratzen sich oft so heftig an der Kopfhaut, dass Kratzer und nässende Wunden entstehen. Viele Kinder mit Milchschorf haben außerdem Entzündungen an der Stirn und an den Wangen.

Ist Milchschorf dasselbe wie Neurodermitis? Tatsächlich kann Milchschorf ein Vorbote von Neurodermitis sein, ist es aber nicht zwangsläufig. Falls du den bösen Zwilling bei deinem Baby vermutest, ist ein Check in der Hautarztpraxis eine gute Idee. Denn auch bei der Behandlung kommen Eltern schnell an ihre Grenzen. Deine Hautärztin oder dein Hautarzt wird überprüfen, ob es sich wirklich um Milchschorf handelt und ob es Anzeichen für eine Neurodermitis gibt. Wenn nötig, bekommst du dann ein entzündungshemmendes Mittel, damit bald wieder Ruhe ist auf der Kopfhaut.

Wenn man möchte, kann man auch etwas gegen den guten Zwilling Kopfgneis machen. Denn dicke Schuppen können anfangen zu jucken oder zu müffeln. Spätestens dann ist es Zeit, etwas gegen den Kopfgneis zu unternehmen. Kopfgneis wirst du am besten mit einer Kombination aus Aufweichen und Ausbürsten los. Weiche die Kopfhaut beim Baden gut im Wasser ein, bis sich die Schuppen vollgesaugt haben. Um das Hautfett zu lösen, kannst du ein mildes Babyshampoo aus der Drogerie einmassieren. Dann holst du dein Kind aus der Wanne, packst es gut in ein Handtuch ein und entfernst die aufgeweichten Schuppen vorsichtig mit einem weichen Silikonkamm oder einer Zahnbürste.

Rubble dabei nicht zu sehr, um die sensible Babyhaut nicht zu verletzen. Meist sind beim ersten Versuch nicht gleich alle Schuppen weg. Du kannst die Behandlung einfach an den folgenden Tagen wiederholen. Besonders hartnäckige Schuppen kannst du auch mit Sonnenblumenöl oder Kokosöl einweichen. Lass das Öl eine halbe Stunde, oder besser noch über Nacht, einwirken und entferne dann die Schuppen mit Kamm oder Bürste. Reicht das immer noch nicht aus, kannst du gegen die Hefepilze zusätzlich ein Anti-Pilz-Shampoo mit Ketoconazol aus der Apotheke verwenden.

Egal, für welche Behandlung du dich entscheidest: Der Kopfgneis ist hartnäckig und kommt leider trotz erfolgreicher Behandlung oft zurück. Um ihm seine Rückkehr zu erschweren, hilft es, nach dem Ende der Behandlung die Kopfhaut und Haare mehrmals in der Woche mit Shampoo zu waschen und neue Schuppen direkt auszukämmen. Informationen zu Kopfgneis und Milchschorf findest du in der folgenden Tabelle.

	Kopfgneis	Milchschorf
Beginn	Beginn im ersten Lebensmonat	Beginn ab dem dritten Lebensmonat
Schuppen	Fettig-glänzende, weiche, gelbbraune Schuppen auf normaler, nicht-geröteter Kopfhaut	Festhaftende, harte Schuppen und gelb-braune Krusten auf geröteter Kopfhaut
Juckreiz	Kein/kaum Juckreiz	Starker Juckreiz und Nässen, bei älteren Säuglingen Kratzspuren
Nässen	Kein Nässen	Kratzwunden nässen
Wohlbefinden des Kindes	Kindern geht's gut	Kinder weinen viel, schlafen schlecht und sind leichter reizbar
Risiken	Selten kommt es zu bakteriellen Infektionen	Erhöhtes Risiko für Neurodermitis und Allergien
Therapie	Therapie nicht unbedingt erforderlich; ggf. Abschuppung und evtl. Anti-Pilz-Behandlung	Abschuppung Antientzündliche Therapie notwendig

Kahle Stellen: Babyhaarausfall

Bei Neugeborenen sind die Kopfhaare oft ganz fein, sehr hell und eher kurz. Diesen ersten zaghaften Flaum, mit dem Babys auf die Welt kommen, nennt man Vellushaare. Gegen Ende der Schwangerschaft beginnt noch im Bauch der Wechsel zu den dickeren und längeren Terminalhaaren, die wir von älteren Kindern und Erwachsenen kennen. Es dauert aber ganze zwei Jahre, bis die Vellushaare verschwunden und die Terminalhaare voll ausgebildet sind.[34]

Viele Eltern sind überrascht, wenn ihrem Baby in den ersten Monaten die Haare ausfallen. Zum Glück ist diese sogenannte neonatale okzipitale Alopezie (*hair shedding*) aber vollkommen normal. Die Haare, mit denen die Kinder auf die Welt kommen, sind nämlich dünne, unfertige Vorläuferhaare. In den ersten sechs Monaten fallen viele der Lückenfüller aus, um Platz zu machen für die dicken, robusten Haare, die das Kind lange, vielleicht sogar ein Leben lang begleiten werden. Bei manchen Babys merkt man diesen Fellwechsel kaum. Bei anderen ist der Haarausfall so stark, dass zwischen dem zweiten und vierten Monat eine kahle Stelle am Hinterkopf zu sehen ist. Dass ein Kind auf dem Rücken liegt und sich den Kopf reibt, hat mit der kleinen Glatze übrigens nichts zu tun.[35]

Nach diesem ersten Haarausfall kann es eine Weile dauern, bis die Haare dicht nachwachsen. Manche Kinder haben noch viele Monate lang nur dünne, feine Härchen und entwickeln ihre volle Haarpracht erst nach zwei Jahren.

Ein kleiner Funfact zum Schluss: Haare schneiden verändert weder die Struktur noch die Dichte der Haare. Haare bestehen aus abgestorbenen Hornzellen, und der lebendige Teil, die Haarwurzel, wird vom Schneiden nicht beeinflusst. Der erste Friseurbesuch lässt die Haare nicht kräftiger nachwachsen. Eltern können den ersten Haarschnitt also ganz nach Belieben und ohne Sorge um das Haarwachstum planen.

Kapitel 4

Kinderhaut im ersten Lebensjahr

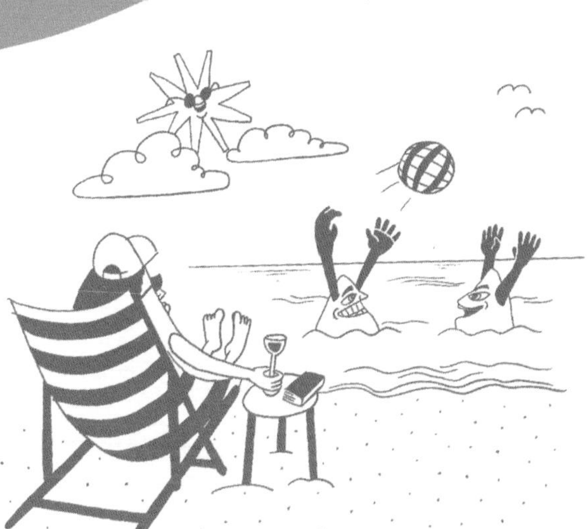

Sonnenschutz

In den Sozialen Medien, in Gesundheitsblogs und Magazinen ist Sonnenschutz ein absoluter Dauerbrenner. Gilt bei der Sonne dasselbe wie bei Süßigkeiten und Co: Was sich im ersten Moment gut anfühlt, schadet langfristig dem Körper meines Kindes? Oder schlimmer noch: Folgt auf den Sonnenbrand der Hautkrebs? Lasst uns gemeinsam die negativen Folgen von Sonnenlicht auf Kinderhaut unter die Lupe nehmen und klären, welche Mittel es gibt, um Schäden zu verhindern. So könnt ihr Badesee und Strandurlaub besser informiert und unbeschwert genießen!

Das macht die Sonne mit der Kinderhaut

Seit über 4,5 Milliarden Jahren strahlt die Sonne unermüdlich in Richtung Erde. Die dabei verschickten Sonnenstrahlen sind zwar unsichtbar, haben es aber in sich. Sie enthalten so viel Energie, dass sie nicht nur das Auto im Sommer auf unerträgliche Temperaturen aufheizen, sondern sie schaffen es sogar, wie unsichtbare Ninjas in unsere Haut einzudringen und unser Erbgut in Stücke zu hacken.

Du kennst sicher die Abbildungen unseres Erbguts in Form einer Art Strickleiter, deren Sprossen unseren genetischen Code enthalten. Die Sonnenstrahlen sind so stark, dass sie in die Haut eindringen und mit den Sprossen zusammenstoßen. Dabei rumst es so sehr, dass bei der Kollision einzelne Sprossen ganz oder teilweise herausgeschossen werden. Zurück bleibt eine beschädigte Strickleiter mit verändertem Erbgut-Code. Zum Glück hat der Körper für diese Fälle vorgesorgt und schickt Reparaturenzyme ins Rennen. Sie finden die Fehler und bringen die Strickleiter wieder auf Vordermann. Aber auch diesen Helferlein geht irgendwann die Puste aus. Häufige und starke Sonnenschäden überfordern die Reparaturenzyme, Schäden werden nicht mehr behoben und die betroffenen Abschnitte bleiben permanent geschädigt.

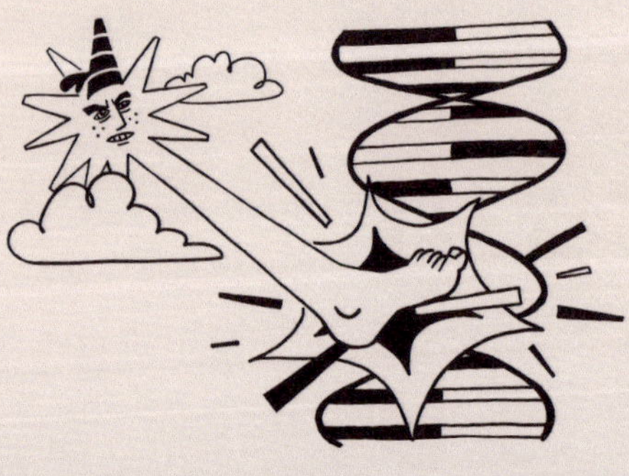

Die Sonnenstrahlen haben so viel Energie, dass sie das Erbgut in den Hautzellen wie Ninjas in Stücke schlagen können.

Damit unser Körper problemlos funktioniert, ist das Erbgut ziemlich wichtig. Das Erbgut enthält die Informationen zu den einzelnen Genen, die wiederum wichtige Steuerungsfunktionen übernehmen. Wenn diese Gene beschädigt werden oder komplett ausfallen, macht sich das früher oder später bemerkbar. Das gilt besonders, wenn die Regulierung der Zellvermehrung betroffen ist. Damit alles einwandfrei funktioniert, muss genauestens kontrolliert werden, welche Zelle sich wann vermehren darf – und wann Schluss ist. Wenn der Sonnenschaden aber ein Gen ruiniert, dessen Aufgabe es ist, die Vervielfältigung zu bremsen, haben wir ein großes Problem: Dann vermehren sich die Zellen immer weiter und die Gefahr von Hautkrebs steigt.

Weniger existenziell, aber trotzdem relevant ist, dass die Sonnenstrahlen die Hauptverantwortlichen für Hautalterung sind. Der Mechanismus ist ähnlich wie bei der Entstehung von Hautkrebs: Die Sonne schädigt das Erbgut. Die beschädigten Gene führen zu einer beschleunigten Alterung der Zelle und zu sichtbar schlaffer, faltiger Haut.

Egal ob Neugeborenes oder Tattergreis: Sonnenschutz betrifft uns alle. Aber es gibt kein Alter, in dem guter, konsequenter Sonnenschutz so wichtig ist wie in unserer Kindheit. Die Kinderhaut ist noch unreif und besonders anfällig für Sonnenschäden. Außerdem verbringen Kinder und Jugendliche viel mehr Zeit draußen als wir Erwachsene. Tatsächlich fallen zwei Drittel der Gesamtzeit, die ein Mensch in seinem Leben im Freien verbringt, auf die Zeit bis zum 18. Geburtstag. Die Sonne hat also viel Zeit, die Haut zu schädigen. Und jeder Sonnenbrand ist einer zu viel, denn die Kinderhaut hat ein Gedächtnis wie ein Elefant. Forscher haben herausgefunden, dass schon fünf Sonnenbrände in der Kindheit das Risiko verdoppeln, später im Leben schwarzen Hautkrebs zu entwickeln. Deswegen ist Sonnenschutz so wichtig.[36]

Die Eigenschutzzeit der Haut

Die Sonne ist zwar stark, aber unsere Haut ist ihr nicht wehrlos ausgeliefert. Besonders das braune Pigment schützt unsere Haut vor den schädlichen Wirkungen der UV-Strahlen. Und je nachdem, wie dunkel unsere Haut ist, desto länger schützt uns das Hautpigment vor Sonnenbrand. Die Zeitspanne, in der sich unsere Haut selbst vor den UV-Strahlen schützen kann, nennt man Eigenschutzzeit. Je nach Hauttyp (Einteilung nach Fitzpatrick) ist diese Zeit unterschiedlich lang, wie sich in der Tabelle erkennen lässt.

Hauttyp	Hautfarbe und Merkmale	Eigenschutzzeit
I	Sehr helle Haut, oft Sommersprossen, rote oder blonde Haare, bräunt nie, bekommt sehr schnell Sonnenbrand	5–10 Minuten
II	Helle Haut, oft blonde Haare, bräunt kaum, bekommt schnell Sonnenbrand	10–20 Minuten
III	Helle bis hellbraune Haut, wenig Sonnenbrandgefahr, bräunt relativ schnell, bekommt seltener Sonnenbrand	20–30 Minuten
IV	Hellbraune bis olivfarbene Haut, bräunt leicht, bekommt selten Sonnenbrand	30–40 Minuten
V	Dunkelbraune Haut, bekommt fast nie Sonnenbrand	40–60 Minuten
VI	Dunkelbraune bis schwarze Haut	Länger als 60 Minuten

Die Hautfarbe von Menschen mit den Hauttypen III bis VI wird »Skin of Color« genannt, wie eingangs (Seite 14) schon einmal erwähnt wurde.

Diese Eigenschutzzeit kann durch die Verwendung von Sonnencreme verlängert werden. Wenn du dein Kind beispielsweise mit einer Sonnencreme mit Lichtschutzfaktor (LSF) 50 eincremst, bedeutet das, dass sich die Eigenschutzzeit der Haut um das 50-Fache verlängert. Hat dein Kind Hauttyp II und damit eine Eigenschutzzeit von 10 Minuten, kann es also mit Sonnencreme maximal 500 Minuten draußen in der Sonne sein, ohne Sonnenbrand zu bekommen. In der Theorie klingt das erstmal beruhigend. Leider verwenden viele Eltern eine zu geringe Menge Sonnencreme, was die Schutzzeit deutlich kürzer macht. Auch Schwitzen, Schwimmen oder Abreiben der Creme im Sand reduzieren den Schutz. Im Gebirge, im Schnee oder im Wasser ist die Sonne intensiver und daher ist die Sonnenbrandgefahr hier besonders hoch. Sonnencreme ist kein magischer Schutzschild gegen Sonnenbrand, aber sie hilft, das Risiko enorm zu senken. Trotzdem gilt: Nur eincremen allein reicht nicht!

So schütze ich mein Kind vor der Sonne

Das richtige Verhalten, Kleidung und Sonnencreme sind das A und O beim Sonnenschutz. Und neben der richtigen Fürsorge für dein Kind ist es wichtig, dass auch du das Thema Sonnenschutz ernst nimmst. Für dein Kind bist du ein Superstar, zu niemandem sieht es so sehr auf wie zu dir. Wenn du also ein gutes Vorbild bist, wird der gesunde Umgang mit der Sonne deinem Kind in Fleisch und Blut übergehen.

Kinder unter zwölf Monaten sollten nicht in die direkte Sonne: Die Haut ist während der ersten Lebensmonate noch zu empfindlich. Sucht euch also ein schattiges Plätzchen oder spannt das Sonnensegel auf den Kinderwagen. Wichtig: Die UV-Exposition kann auch im Schatten beträchtlich sein, wenn spiegelnde Oberflächen wie Glasscheiben oder Wasser in der Nähe sind.

Informiere dich über den UV-Index vor Aktivitäten im Freien: Der UV-Index verrät dir die Stärke der Sonnenstrahlung an deinem genauen Standort. Du findest ihn ganz einfach in deiner Wetter-App. Sobald der UV-Index 3 oder höher beträgt, solltest du dein Kind eincremen.

Zwischen 11:00 und 15:00 Uhr ab in den Schatten: Die Sonne strahlt in diesem Zeitraum in einem steilen Winkel in Richtung Erde. In dieser Zeit ist sie am stärksten. Haltet euch daher besser im Schatten oder in Innenräumen auf, bis die Intensität der Sonne nachgelassen hat.

Ein bewölkter Himmel kann trügerisch sein: Bist du schon einmal im Urlaub bei bewölktem Himmel in Bikini oder Badehose am Strand eingeschlafen und mit üblem Sonnenbrand aufgewacht? Leider bietet eine Wolkendecke keinen sicheren UV-Schutz. Deswegen geh lieber auf Nummer sicher und lasse dein Kind trotz Schäfchenwolken unter dem Sonnenschirm spielen.

Die Kleidung macht den Unterschied

Wenn ihr also einen sonnigen Spaziergang plant, ist es sinnvoll, die Wahl der Kleidung nicht dem Zufall zu überlassen. Das ideale Sonnenoutfit bedeckt möglichst viel Fläche des Körpers. So ersparst du dir und deinem Kind schon einiges an Eincremen. Lange Ärmel schlagen das T-Shirt und die Hose übertrumpft die Shorts.

Polyester, Viskose oder dicht gewebte Stoffe, wie Wolle, Denim oder Cord, schützen am besten. Dünne Baumwolle, Seide oder Leinen sehen zwar cool aus, lassen aber mehr UV-Strahlung durch. Außerdem hat lockere Kleidung die Nase beim Spielen in der Sonne vorn. Diese hat zum einen den Vorteil, dass dein Kind bei sommerlichen Temperaturen nicht vor Hitze zerfließt und zum anderen, dass die Fasern nicht wie bei eng anliegender Kleidung gedehnt werden. Gedehnte Fasern erzeugen mikroskopisch kleine Lücken im Stoff, die UV-Strahlen durchlassen.

Vielleicht hast du dich schon einmal gefragt, warum die Beduinen in der Wüste oft schwarze Kleidung tragen, obwohl man annehmen könnte, dass helle Farben in der Hitze angenehmer wären. Der Grund dafür ist, dass dunkle Farben das Sonnenlicht besser »schlucken« und dadurch weniger Licht auf die Haut durchlassen. Sie wirken wie eine Barriere gegen die intensive Sonnenstrahlung und bieten so mehr Schutz vor der gefährlichen UV-Strahlung. Anders als man vielleicht denkt, sorgt das dafür, dass sich der Körper unter der Kleidung nicht so stark aufheizt. Neben der Kleidung ist ein Hut mit einer breiten Krempe (mindestens fünf Zentimeter) und einem längeren Nackenschutz Gold wert. Ein solcher Hut ist ein absolutes It-Piece in der Kindergarderobe und auch in Minigrößen für Neugeborene erhältlich. Wenn sich euer Kind für die coole Baseballkappe entscheidet, ist das natürlich auch okay. Vergesst dann aber nicht, Nacken und Ohren mit Sonnencreme einzucremen.

Wenn wir schon von Sonnen-Fashion sprechen, darf natürlich die Sonnenbrille mit UV-Schutzgläsern nicht fehlen. Neben ihrer Funktion als stylishes Accessoire schützt sie unsere Kinder vor allem vor sonnenbedingten Augenschäden. Die Kennzeichnungen CE und UV 400 stehen für einen hohen UV-Schutz für die Augen. Kleine Klappen an den Bügeln oder eine gebogene Brillenform sorgen dafür, dass auch gestreute Sonnenstrahlen nicht seitlich in die Kinderaugen eindringen können. Die Optikerin oder der Optiker eures Vertrauens kann euch zu Größe und zur richtigen Brillenform beraten. Bei Kleinkindern sollte die Sonnenbrille außerdem mit einem Band befestigt werden, damit sie nicht verrutscht oder in der nächsten Eisdiele liegen bleibt.

Spezielle UV-Schutzkleidung

UV-Bekleidung sind Textilien, die speziell als Schutz gegen Sonnenstrahlung entwickelt wurden. Da Kinder viel Zeit im Freien verbringen, ergibt UV-Schutzkleidung für sie besonders Sinn. Wenn dein Kind viel in der Sonne spielt oder du demnächst einen Strandurlaub mit der Familie planst, kann ich dir UV-Kleidung für die Zeit draußen, am Bolzplatz oder im Meer, nur ans Herz legen.

Bei UV-Kleidung wird ähnlich einer Sonnencreme die Schutzwirkung angegeben – allerdings nicht als Lichtschutzfaktor (LSF), sondern als *Ultraviolet Protection Factor* (UPF). Achte beim Kauf darauf, dass die UV-Schutzkleidung einen UPF zwischen 40 und 80 aufweist und »UV-Standard 801« auf dem Produkt steht. Dann schützt ein Kleidungsstück auch im nassen, gedehnten Zustand, sodass dem Planschen in der Sonne nichts mehr im Wege steht.

Worauf es bei Sonnencremes ankommt

Damit du beim nächsten Drogerieeinkauf bestens informiert bist, werfen wir nun einen kurzen Blick auf die verschiedenen Arten von UV-Filtern: die physikalischen und die chemischen. Was sich auf den ersten Blick hoch wissenschaftlich anhört, ist in Wirklichkeit gar nicht so kompliziert.

Physikalischer UV-Schutz basiert auf kleinsten mineralischen Partikeln, genannt Titandioxid oder Zinkoxid, die das Licht wie ein Spiegel zurück in Richtung Sonne reflektieren. Diesen Spiegeleffekt erkennt man daran, dass die Sonnencreme häufig einen weißen Film auf der Haut hinterlässt. Physikalische Sonnencremes verfügen über den Soforteffekt, schützen die Haut also unmittelbar nach dem Eincremen. Ein weiterer Vorteil ist, dass sie nach dem Auftragen nicht in die Haut eindringen, was sie insgesamt besser verträglich macht. Für Kinder unter sechs Jahren und für Menschen mit einer geschwächten Hautbarriere, wie zum Beispiel bei Neurodermitis, sind Sonnencremes mit physikalischem UV-Schutz daher die erste Wahl.

Chemischer UV-Schutz funktioniert, indem der UV-Filter wie ein Schwamm die Sonnenstrahlen aufsaugt und in Wärme umwandelt. Um ihre Schutzwirkung zu entfalten, dringen UV-Filter in die oberste Hautschicht ein. Weil es eine Weile dauert, bis sie ihren Bestimmungsort erreicht haben, benötigen chemische Sonnencremes ungefähr eine halbe Stunde Vorlaufzeit, bis sie zuverlässig vor der Sonne schützen. Das Eindringen in die Haut ist der Grund, warum sie häufiger Hautirritationen und Allergien verursachen. Der Vorteil von chemischen UV-Filtern ist, dass sie leichter in die Haut einziehen und keinen weißen Film hinterlassen. Das macht sie im Alltag besonders praktisch und bei Familien beliebt.

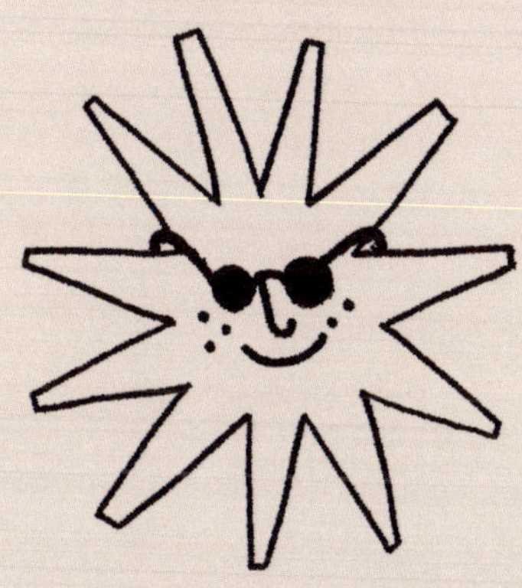

Damit auch bei Sonnenschein alles cool bleibt, gilt: Schatten suchen, Kleidung tragen, Sonnencreme nutzen!

Egal, für welche Sonnencreme ihr euch entscheidet, es gilt: Jede Sonnencreme ist besser als keine. Bei aller Begeisterung vergesst aber bitte nicht, die Creme am Abend wieder mit einer milder Reinigungslotion oder einem Hautöl zu entfernen. Was ihr bei der Wahl der Sonnencreme für euer Kind beachten solltet, ist in der Tabelle zusammengefasst.

Anforderungen an Sonnencremes für Kinder	Details
Lichtschutzfaktor (LSF)	LSF 50+
UVA- und UVB-Schutz	Breitband-Sonnenschutz erforderlich
Creme oder Lotion bevorzugt	Besser als Sprays oder Sticks, da so eine größere Menge aufgetragen wird
Produkte speziell für Kinder	Häufig hautfreundlicher und auf empfindliche Haut abgestimmt
Hautgefühl	Angenehm und nicht klebrig für einfache Anwendung
Keine Sprays	Nicht geeignet für Kleinkinder, da eingeatmete Partikel die Lunge schädigen können

Bestimmte Inhaltsstoffe sollten besser nicht in der Sonnencreme enthalten sein, wie die Tabelle zeigt. Ihr könnt eure Sonnencreme dahingehend überprüfen, wenn ihr die auf den Tuben angegebene Liste der Stoffe sorgfältig durchlest.

Inhaltsstoffe, die vermieden werden sollten	Bedenken
Benzophenon-3, Octocrylen, Homosalat, Ethylhexyl Methoxycinnamat, Methylen Bis-Benzotriazolyl Tetramethylbutylphenol (nano)	Potenziell hormonwirksam und allergieauslösend
Titanium Dioxid (nano), Zinkoxid (nano)	Können bei geschädigter Hautbarriere in den Körper gelangen
Duftstoffe	Können Hautirritationeund Allergien hervorrufen
Farbstoffe	Häufig allergieauslösend
Parabene	Verdacht auf hormonelle Wirkung
Polyethylenglycol (PEG)	Kann die Hautbarriere schwächen
Mikroplastik	Umweltbelastend; unklare Effekte auf Gesundheit

Das 1×1 des richtigen Eincremens

Jetzt kommt die eigentliche Herausforderung, das Eincremen. Kontrolliere als erstes, ob die Sonnencreme überhaupt noch gut zu verwenden ist. Ist das Haltbarkeitsdatum abgelaufen, ist der Schutz nicht mehr zuverlässig. Danach heißt es: Her mit der nackten Haut. Bei den kleineren Kindern übernehmen wir Eltern das Eincremen, bei den Größeren ist es sinnvoll, mit einem Auge zu kontrollieren, ob die Haut wirklich überall gleichmäßig eingecremt wird und keine Stellen vergessen werden.

Viele Cremes werben damit, die Haut ganze 24 Stunden vor der Sonne zu schützen. Manche geben sogar an, wasserfest zu sein. Fakt ist: Egal, was auf der Verpackung steht – keine Sonnencreme schützt den ganzen Tag. Das gilt besonders für Tage, die tobend auf der Wiese oder planschend im Wasser verbracht werden. Durch sportliche Aktivität wird die Sonnencreme abgerieben und der Schweiß wäscht die Creme von der Haut. Dasselbe gilt natürlich auch für Planschen am Badesee, im Pool oder am Meer. Deswegen cremt bitte unbedingt mindestens alle zwei Stunden nach.

Alarmstufe krebsrot

Eincreme-Drama, Wetter unterschätzt, Nachcremen vergessen: Selbst die Kinder der engagiertesten Eltern bekommen irgendwann einmal einen Sonnenbrand. Das gilt natürlich auch für unsere eigenen Kinder. Heißt das, dass es jetzt nur eine Frage der Zeit ist, bis unsere Kinder Hautkrebs bekommen? Die Antwort ist ganz klar Nein. Die Gesamtmenge der Hautschäden bestimmt das Risiko, später im Leben Hautkrebs zu entwickeln. Ein einzelner Tropfen füllt keine Regentonne. Sammeln sich aber viele

Die richtige Sonnencreme-Dosis

Für einen guten Schutz ist die verwendete Sonnencreme-Menge entscheidend. Über den Daumen gepeilt entspricht diese für Babys und Kleinkinder etwa der Hälfte eines Schnapsglases, für Kinder ab zehn Jahren einem vollen Schnapsglas und für uns Erwachsene zwei vollen Schnapsgläsern. Prost! Die Lippen, die Ohren, der Nacken und die Fußrücken werden übrigens häufig vergessen.

Regentropfen in der Tonne, dann läuft sie voll. Und irgendwann reicht ein einzelner letzter Tropfen, um das Fass überlaufen zu lassen. Genauso verhält es sich mit Hautschäden und der Entwicklung von Krebszellen.

Schütze dein Kind vor der Sonne, damit Sonnenbrände in jedem Fall die Ausnahme bleiben. Stelle die Sonnencreme gut sichtbar neben deiner Wohnungstür auf oder mache sie zu einem Daueraccessoire im Kinderwagen oder in der Handtasche.

TIPP

Richtig handeln bei Sonnenbrand

- **Raus aus der Sonne:** Bring dein Kind sofort in den Schatten oder ins Haus. Je länger die empfindliche Haut der Sonne ausgesetzt ist, desto schlimmer wird der Sonnenbrand.
- **Bei großflächigen Sonnenbränden** bitte zur Ärztin oder zum Arzt gehen.
- **Kühlung:** Verwende kühle, feuchte Tücher oder Kompressen, um die betroffene Stelle zu beruhigen. Wenn größere Teile der Haut verbrannt sind, kann auch ein Bad oder eine Dusche mit kaltem Wasser hilfreich sein.
- **Feuchtigkeit:** Trage eine feuchtigkeitsspendende Lotion, After-Sun-Creme oder ein beruhigendes Gel auf die verbrannte Haut auf. Diese Produkte helfen, die Haut zu beruhigen und den Juckreiz zu lindern.
- **Blasen nicht aufstechen,** denn dabei kommen Bakterien in die Wunde.
- **Flüssigkeit:** Achte darauf, dass dein Kind viel trinkt, um den Flüssigkeitsverlust durch den Sonnenbrand auszugleichen.
- **Lockere Kleidung:** Zieh deinem Kind lockere, atmungsaktive Kleidung (am besten aus Baumwolle) an, die die Haut nicht zusätzlich reizt.
- **Erholung:** Sorge für ausreichend Ruhe und Entspannung, damit der Körper Zeit hat, sich zu regenerieren. Auch in den nächsten Tagen ist Sonnenschutz wichtig.

Sommersprossen

Pippi Langstrumpf hat sie und das Sams nutzt sie sogar, um sich und anderen Wünsche zu erfüllen: Die Rede ist von Sommersprossen. Die kleinen braunen Punkte um die Nase erinnern an Sommer, Sonne und Spaß. Sommersprossen machen einfach gute Laune! Sie sind so beliebt, dass sie sich manche Leute für den ultimativen Sommerlook sogar auf die Haut aufmalen. Was kaum jemand weiß: Sommersprossen sind ein Hilferuf der Haut! Und zwar dann, wenn sie genug vom Sommer-Sonnenspaß hat.

Wenn der erste Sonnenstrahl auf die Haut gelangt ist, nehmen die Zellen, die das Hautpigment produzieren, ihre Arbeit auf. Und ganz langsam wird der Hautton dunkler. Vor allem Kinder mit heller Haut sind genetisch aber dazu veranlagt, statt einer gleichmäßigen Bräune punktweise braune Flecken zu produzieren. Wenn im Sommer die Sonne scheint, haben sie mehr davon, im Winter blassen die Flecken normalerweise ab oder verschwinden vollständig. Die Sommersprossen treten also besonders bei Kindern mit heller Haut auf und sind ein Zeichen dafür, dass die blasse Haut mehr Sonnenlicht abbekommen hat, als ihr lieb ist. Kinder mit vielen Sommersprossen müssen sich deswegen besonders gut vor der Sonne schützen. Das gilt auch deshalb, weil ihr Risiko, später im Leben Hautkrebs zu entwickeln, leicht erhöht ist.

Allergische Reaktionen

»Geben Sie es zu! Es ist eine Allergie!« Wenn es darum geht, den Hauptverdächtigen für eine Hauterkrankung zu finden, fühlen wir Ärztinnen und Ärzte uns manchmal wie in einem Verhör. »Mein Kind hat Ausschlag an den Armen, außerdem Blähungen nach dem Essen! Wie viele Beweise brauchen Sie noch?«, ist ein anderes Beispiel für eine Reaktion von besorgten Eltern. Mit detektivischem Eifer haben manche Eltern bereits Kita-Betreuerinnen und -betreuer befragt, Inhaltsstoffe untersucht und das Internet nach Hinweisen durchstöbert. Die Indizien sind erdrückend, der Fall scheint klar: Alles deutet auf eine Allergie hin. Nun erwarten sie sehnsüchtig das Urteil der Ärztin oder des Arztes.

Eltern wollen das Beste für ihre Kinder und setzen alles daran, dem Grund für deren Beschwerden auf die Spur zu kommen. Doch trotz gründlichster Ermittlungen landet man oft auf der falschen Fährte. Denn bei Hautproblemen gibt es neben Allergien noch andere Auslöser. Ein fehlgeleitetes Immunsystem, das ähnliche Symptome wie eine Allergie hervorruft, hautschädigende Einflüsse von außen, Infektionen oder eine erbliche Veranlagung kommen ebenfalls als Verdächtige in Frage. Um den wahren Übeltäter zu entlarven, braucht es nicht nur Indizien und Labortests, sondern auch stichhaltige Beweise.

Bevor wir die Diagnose Allergie stellen, müssen wir uns also absolut sicher sein. Denn sobald dieses Urteil gefällt ist, wird das Familienleben kräftig durcheinandergewirbelt. Bei Nahrungsmittelallergien müssen Kochgewohnheiten überdacht und die Kita informiert werden. Bei einer gefährlichen Bienengiftallergie erhalten Kinder ein Notfallset mit Medikamenten, die bei einem Stich sofort eingenommen werden. Wie bei einer Pollenallergie sorgt auch bei einer Bienen- oder Wespengiftallergie eine spezifische Immuntherapie, auch Hyposensibilisierung genannt, dafür, dass sich das Immunsystem über Jahre hinweg an den Allergieauslöser gewöhnt und der Körper bei einem erneuten Kontakt nicht mit allergischen Beschwerden reagiert. Doch wenn eine Allergie nicht der wahre Auslöser ist, helfen selbst diese drastischen Maßnahmen nicht – und die Beschwerden bleiben bestehen. Deswegen gilt: nicht zu hastig bei der Diagnose Allergie!

Allergien oder wenn aus einer Mücke ein Elefant wird

Jeden Tag rackert sich unser Körper mit unserer Umwelt ab. Ständig kommen wir mit Stoffen aus unserer Umgebung in Kontakt. Viele davon sind harmlos, wie das Wasser aus der Leitung oder die Baumwolle in deinem Pyjama. Wenn es darauf ankommt, ist unser Körper aber auch in der Lage, sich gegen weniger freundliche Genossen, wie Giftschlangen, Darmwürmer und andere Parasiten, zur Wehr zu setzen. Heikel wird die Lage nur, wenn unser Körper im falschen Moment auf Alarmstufe Rot schaltet. Also wenn beispielsweise eine harmlose Erdnuss mit gefährlichem Spinnengift verwechselt wird. Dann dreht das Immunsystem hoch, Entzündungszellen werden aktiviert und die Haut spielt verrückt.

Wenn also harmlose Stoffe aus der Umwelt falsch eingeschätzt werden und das Immunsystem übertrieben auf sie reagiert, handelt es sich um eine Allergie.

Nahrungsmittelallergien in aller Munde

Vielleicht hast du den Film *Hitch – Der Date Doktor* von 2005 gesehen. Wenn nicht, dann streame diesen Oldie mal an einem verregneten Herbstabend. Im Film zeigt uns Will Smith eindrücklich, wie eine klassische Nahrungsmittelallergie abläuft. Als ihm auf einem Date mit seiner Angebeteten Meeresfrüchte angeboten werden, lehnt er sie aus falschem Schamgefühl nicht ab. Wenige Momente, nachdem er das Jakobsmuschel-Bouquet verzehrt hat, beginnt er schwer zu atmen und zu husten. Außerdem kratzt er sich an Hals und Nacken. Als sein Gegenüber bemerkt, dass sein rechtes Ohr auf ein Vielfaches seiner normalen Größe angeschwollen ist und er rot wie eine Tomate geworden ist, wird klar, dass Will Smith eine lebensbedrohliche Nahrungsmittelallergie hat.

Aus heiterem Himmel: die Allergie vom Soforttyp

Nehmen wir mal an, Will Smiths Filmcharakter sei eine reale Person, eine Person mit Meeresfrüchte-Allergie aus Fleisch und Blut also. Dann war die Jakobsmuschel beim Date nicht die erste, die er in seinem Leben verspeist hat. Die erste folgenschwere Mahlzeit kann Wochen, Monate oder Jahre zurückgelegen haben.

Wenn ein Stoff aus dem Darm in unseren Körper aufgenommen wird, läuft das ungefähr so ab wie an einer Grenze. Das Grenzpersonal nimmt jeden einzelnen Neuankömmling genau unter die Lupe und entscheidet, ob er einreisen darf oder abgewiesen wird. In unserem Körper übernehmen das die sogenannten dendritischen Zellen. Sie sitzen in den Schleimhäuten des Darms und kontrollieren genau, was in unseren Körper gelangt. Nach dem Check der Jakobsmuschel haben Will Smiths dendritische Zellen direkt den Alarm ausgelöst: Achtung, Eindringling! Um für zukünftige Auseinandersetzungen vorbereitet zu sein, hat das Immunsystem dann dafür gesorgt, dass sogenannte B-Zellklone speziell auf Jakobsmuscheln abgerichtet werden. Diese B-Zellen sind die wehrhaften Handlanger des Immunsystems. Ihre Waffen sind Antikörper, die – einmal freigesetzt – wie Spürhunde so lange den Körper durchstreifen, bis sie ihr Ziel gefunden haben. Von diesem Zeitpunkt an gibt es spezielle Jakobsmuschel-Antikörper in Will Smiths Blut.

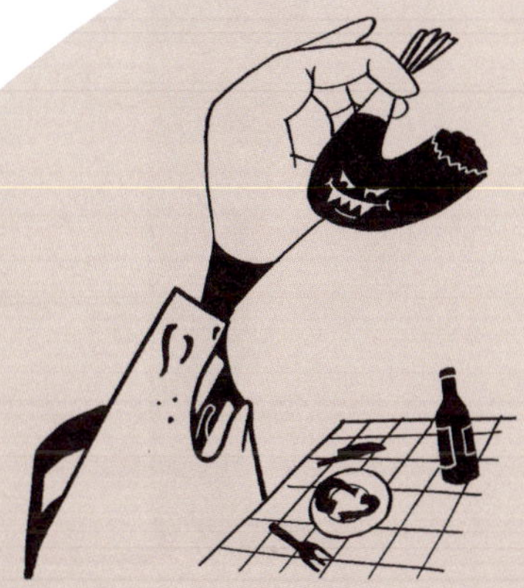

Nahrungsmittelallergien verderben den Appetit.

Wenn Antikörper gegen ein Allergen vorhanden sind, nennt man das Sensibilisierung. Man kann gegen alle möglichen Nahrungsmittel sensibilisiert sein, gegen Milch, Ei, Getreide oder Fisch, aber auch gegen Birkenpollen oder Haustierhaare und vieles mehr – grundsätzlich gegen alles, was in unseren Körper geraten und vom Grenzpersonal als gefährlich eingestuft werden kann. Um eine Sensibilisierung festzustellen, kann eine Ärztin oder ein Arzt per Allergietest nachweisen, ob bestimmte Antikörper im Blut vorhanden sind. Das bedeutet also: Schlägt der Antikörpertest gegen Jakobsmuschel aus, ist eine Person auf Jakobsmuscheln sensibilisiert. Das Ergebnis eines solchen Tests könnte zum Beispiel lauten: Herr Smith hat eine Sensibilisierung auf Jakobsmuscheln.

Wichtig zu wissen ist aber: Eine Sensibilisierung beweist keine Allergie. Antikörper gegen Jakobsmuscheln sind nur ein Indiz für eine mögliche Allergie auf Jakobsmuscheln. Besonders bei Kindern mit Neurodermitis können oft zahlreiche Sensibilisierungen nachgewiesen werden. Trotzdem reagieren nur wenige dieser Kinder tatsächlich allergisch, wenn sie mit dem Allergen in Kontakt kommen. Die meisten Allergene werden also vertragen, obwohl der Allergietest das Gegenteil vermuten lässt.

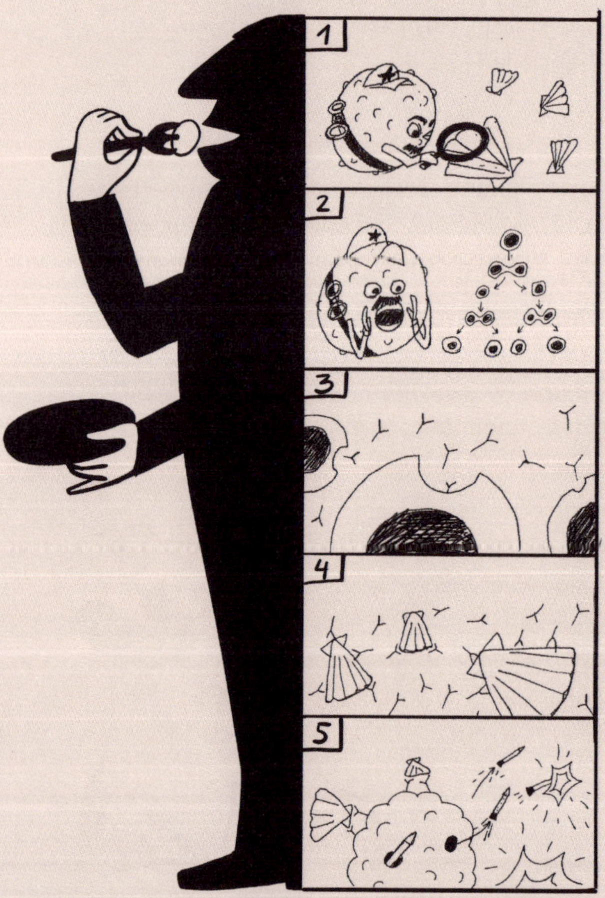

So läuft eine Nahrungsmittelallergie im Körper ab:

1: Das Allergen wird analysiert.
2: Die B-Zellen werden geklont.
3: Die B-Zellen setzen allergenspezifische Antikörper frei.
4: Beim nächsten Kontakt binden die Antikörper an das Allergen.
5: Das aktiviert die Mastzellen, die ihr Histamin freisetzen.

Steckbrief Histamin

Name: Histamin

Alias: Der Allergiemacher

Alter: Immer frisch, wird ständig neu gebildet

Herkunft: Stammt aus den Mastzellen, vor allem in der Haut und im Magen, ist aber bei Gesunden überall im Körper zu finden. Histamin ist auch in manchen Speisen zu finden, wie in gereiftem Käse oder Wein.

Ihm wird zur Last gelegt:

- Verantwortlich für Juckreiz, Rötungen und Schwellungen auf der Haut
- Verengt Atemwege und erschwert das Atmen
- Lässt die Nase laufen und führt zu Niesen
- Ruft Magenbeschwerden wie Bauchschmerzen oder Durchfall hervor
- Führt zu einem Blutdruckabfall

So fängst du ihn ein: Es gibt Medikamente, die Histamin blockieren, die sogenannten Antihistaminika. Diese helfen, die Allergiesymptome zu lindern. Dazu gehören zum Beispiel Fenistil, Cetirizin, Loratadin und noch viele andere.

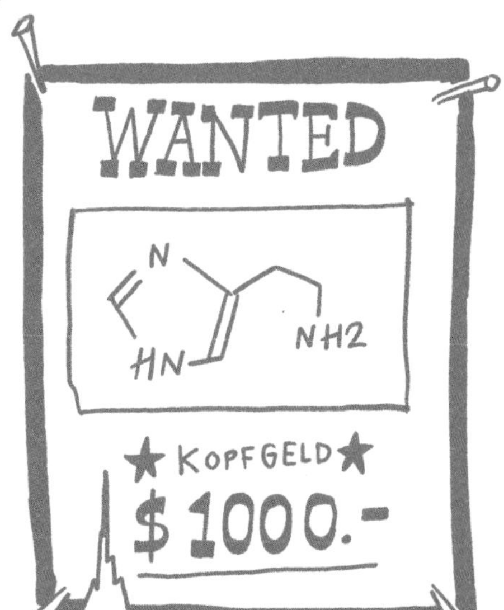

Von dem Tag an, als sich Will Smith gegen die Jakobsmuschel sensibilisiert hatte, hat die B-Zell-Klon-Armee brav Antikörper produziert und geduldig auf deren Einsatz gewartet. Als er beim Date mit Eva Mendes die Jakobsmuschel ein weiteres Mal verzehrt, ist es dann so weit: Die Antikörper erkennen die verdächtigen Jakobsmuschel-Allergene und haken sich fest. Wie ein kleines Fähnchen thronen sie auf der Oberfläche und signalisieren: »Hier ist ein Bösewicht, bereit zum Abtransport!« Der Ruf bleibt nicht lange unbeantwortet. Mastzellen eilen an den Ort des Geschehens und schütten massenhaft Histamin aus, um die Jakobsmuschel-Allergene unschädlich zu machen.

Im Eifer des Gefechts ist es den Mastzellen völlig egal, dass das freigewordene Histamin auch für den Menschen lebensbedrohliche Konsequenzen haben kann. Weil vom Moment des Verzehrs bis zum Auftreten der ersten Symptome meist nur wenige Minuten (bis maximal zwei Stunden) vergehen, nennt man eine solche allergische Reaktion Allergie vom Soforttyp. In Abhängigkeit von der Menge des freigewordenen Histamins treten folgende Allergiebeschwerden auf:

- **Haut:** Hautausschlag, Juckreiz, Rötungen, Schwellungen, und Flush (plötzliche Rötungen im Gesicht).
- **Mund:** Kribbeln oder Brennen im Mund sowie eine Schwellung der Lippen, der Zunge oder des Gaumens.
- **Magen-Darm-Trakt:** Krampfartige Bauchschmerzen, Übelkeit, Erbrechen und Durchfall.
- **Atemwege:** Husten, Atemnot oder sogar ein Asthmaanfall.
- **Herz-Kreislauf-System:** Herzrasen, Blutdruckabfall, Blässe und im schlimmsten Fall Bewusstlosigkeit.

Der Nachzügler: allergische Spätreaktionen

Bei Will Smiths Filmcharakter sind die typischen Allergiebeschwerden sofort nach dem Verzehr der Meeresfrüchte aufgetreten. In solchen Fällen liegt der Auslöser der Allergie auf der Hand. Kniffelig wird es hingegen, wenn die Beschwerden erst viele Stunden oder sogar Tage nach Kontakt mit dem Allergen auftreten. In diesem Fall spricht man von den sogenannten Spättyp-Reaktionen. Hier reagiert der Körper erst innerhalb von bis zu drei Tagen, also mit erheblicher Verzögerung, auf das Allergen. Erst dann wird die Haut rot, bei dunkleren Hauttypen braun, und fängt an, stark zu jucken. Davor scheint alles in Ordnung zu sein, weshalb es so schwierig ist, einen direkten Zusammenhang zwischen Ursache und Reaktion zu erkennen.

Eine solche verzögerte Allergie auf Nahrungsmittel kommt besonders bei jungen Kindern mit schwerer Neurodermitis vor und kann für einen Krankheitsschub verantwortlich sein. Der Milchbrei, der heute gefuttert wird, kann also morgen mit Hautentzündungen auf sich aufmerksam machen.

Spättyp-Allergien richtig zu erkennen, kann ganz schön schwierig sein. Kinder kommen mit wahnsinnig vielen Stoffen in Berührung, wenn sie im Garten spielen, sich Farben auf die Haut malen oder wie die Raupe Nimmersatt alles Mögliche verspeisen. Weil die Hautentzündungen so lange auf sich warten lassen, ist es oft nicht einfach herauszufinden, ob es die Erde war, das Waschmittel oder der Müsliriegel, die ursächlich für die Hautreaktion war. Die Fahndung nach dem Auslöser wird dann schnell zur Suche nach der Nadel im Heuhaufen.

So erkenne ich eine Allergie

Am einfachsten lässt sich eine Nahrungsmittelallergie erkennen, wenn die Beschwerden so regelmäßig nach dem Verzehr auftreten, dass man die Uhr danach stellen könnte. Wenn also jedes Mal nach dem Glas Milch oder dem Rührei eine dicke Lippe, Übelkeit oder ein Neurodermitisschub auftreten, ist das kein Zufall. Eine Allergie zeigt immer das gleiche Muster: Das Lebensmittel wird gegessen, einige Zeit später zeigen sich die Symptome. Sollte bei deinem Kind die Zuordnung der Beschwerden zu einem bestimmten Lebensmittel schwerfallen oder sollten die Symptome nur ab und zu nach dem Verzehr eines bestimmten Nahrungsmittels auftreten, spricht das eher für eine andere Ursache.

Wenn du eine Allergie vom Soforttyp feststellen möchtest, ist die Dauer der Beschwerden ein wichtiger Anhaltspunkt. Bei Allergien vom Soforttyp halten die Symptome nie länger als 24 Stunden an. Dann ist das Allergen nämlich entweder durch unseren Körper unschädlich gemacht worden oder bereits in der Kloschüssel untergetaucht. Dein Kind könnte also am Morgen noch unter Druchfall leiden, aber am Abend schon wieder fröhlich umherspringen. Das A und O bei der Allergiediagnostik ist nicht der Test, sondern die Leidensgeschichte. Ist der zeitliche Zusammenhang zwischen dem Verzehr des Lebensmittels, dem Auftreten der Symptome und deren Abklingen stimmig? Sind die Beschwerden typisch für Allergien und laufen sie immer nach demselben Schema ab? Wenn die Antwort Ja lautet, kann es gut sein, dass es sich um eine Nahrungsmittelallergie handelt. Die häufigsten Auslöser von Nahrungsmittelallergien bei Kindern findest du in der Tabelle auf der nächsten Seite.[37] Wenn du den Verdacht auf eine Allergie bei deinem Kind hast, wäre es gut, eurer Haut- oder Kinderarztpraxis einen Besuch abzustatten.

Häufigkeit pro 1000 Kinder	Allergen	Kommen vor in
25	Kuhmilch	Milch, Joghurt, Käse, Butter
15	Hühnerei	Eier, Backwaren, Fertigprodukte
10	Erdnüsse	Erdnüsse, Erdnussbutter, Snacks
8	Baumnüsse	Haselnüsse, Cashews, Walnüsse, Mandeln
7	Soja	Sojamilch, Tofu, Sojasoße, verarbeitete Lebensmittel
5	Weizen	Brot, Gebäck, Pasta, Cerealien
3	Fisch	Fischfilet, Sushi, Fischstäbchen

Das ist bei Nahrungsmittelallergien wichtig

Ein Arzt hat bei deinem Kind eine Nahrungsmittelallergie diagnostiziert? Dann muss das entsprechende Nahrungsmittel leider vom Speiseplan verschwinden, damit das übereifrige Immunsystem deines Kindes zur Ruhe kommen kann. Außerdem müssen Kindertagesstätten und andere Eltern informiert werden, damit auch sie darauf achten, dass dein Kind bei einer entsprechenden Allergie zum Beispiel keine Erdnusssoße vorgesetzt bekommt. Wenn du dir unsicher bist, wie du das Allergen im Alltag vermeidest, kann eine Ernährungsberatung helfen.

Solche Einschränkungen bei der Lebensmittelauswahl sind wichtig, damit sich dein Kind entfalten kann, ohne von Allergieproblemen gebremst zu werden. Bitte verbanne Lebensmittel aber nur dann vom Teller deines Kindes, wenn die Nahrungsmittelallergie klipp und klar von einer Ärztin oder einem Arzt festgestellt wurde. Es kommt leider immer wieder vor, dass Eltern aus bester Absicht heraus bereits beim bloßen Verdacht zahlreiche Nahrungsmittel von der Speisekarte streichen. Das macht nicht nur das Abendessen eintönig, sondern erhöht sogar das Risiko, dass dein Kind nach einer längeren Phase des Meidens beim nächsten Verzehr allergisch reagiert. Eine unnötige Diät beziehungsweise Meidung verschiedener Lebensmittel kann sogar zu einem Nährstoffmangel führen, der die Entwicklung deines Kindes bremst.

Zum Glück sind viele Allergien bei Kindern aber lediglich ein vorübergehendes Phänomen. Oft wachsen sie sich aus und sobald – üblicherweise nach ein paar Jahren – die Allergie überwunden ist, können auch die Sicherheitsmaßnahmen zurückgenommen werden. Um immer auf dem Laufenden zu bleiben, ist es wichtig, in regelmäßigen Abständen die Allergietests bei deiner Ärztin oder deinem Arzt zu wiederholen. So weißt du, ob die Allergie bei deinem Kind noch vorhanden ist oder nicht mehr.

Wenn sich früher oder später herausstellt, dass ein Allergen wieder vertragen wird, kannst du das Immunsystem deines Kindes aktiv unterstützen, indem du das Allergen fest in den Speiseplan integrierst. Denn regelmäßiges Schlemmen von Allergenen sorgt dafür, dass der Körper das Allergen langfristig ohne Probleme verträgt und eine sogenannte Toleranz aufbaut. Guten Appetit!

Allergien vorbeugen

Zugegeben: Als Großstadtbewohner kann ich kaum behaupten, dass mein Leben in Berlin besonders gesund ist. Meine Nahrungsmittel müssen einen weiten Weg zurücklegen, um auf meinem Teller zu landen. Vitamine sind dann wahrscheinlich kaum mehr drin. Außerdem komme ich viel zu selten in die Natur, und auch genügend frische Luft ist eher eine Fehlanzeige. Körperliche Aktivität ist für einen Schreibtischtäter wie mich ein Reizwort und deswegen lasse ich mich im Fitnessstudio viel zu selten blicken. Zum Glück geht es mir gesundheitlich (noch) gut – abgesehen von einer Kuhmilchallergie.

Wie wäre es, wenn ich auf dem Land, besser noch auf einem Bauernhof, aufgewachsen wäre? Viel frische Luft, körperlich anpacken und morgens um fünf aus den Federn? Ein bäuerliches Leben scheint mir ein guter Grundstein für Vitalität und eine robuste Gesundheit zu sein. Einen Bauern, der kräftig zupacken kann, haut so schnell nichts aus den Latschen. Gilt das auch für Allergien?

Seit einigen Jahren hört man immer wieder in den Medien, dass eine Kindheit zwischen Misthaufen und Dorfteich vor Allergien schützen soll. Und es heißt oft umgekehrt, dass Stadtkinder, die stets ihre Hände desinfiziert bekommen, wenn sie mit dem Spielen auf dem Laminatfußboden fertig sind, in puncto Allergien benachteiligt sind. Das ist natürlich etwas überspitzt formuliert, aber tatsächlich gilt: Ja, Kinder, die in ländlicher Umgebung aufwachsen, kommen mit weitaus mehr Bakterien und anderen Keimen in Berührung als Stadtkinder. »Je weniger Keime, desto besser, dann wird mein Kind nicht krank«, möchte man meinen. Das ist aber nur ein Teil der Wahrheit, denn das kindliche Immunsystem braucht die ständige Auseinandersetzung mit verschiedenen Keimen, um optimal reifen zu können. Fehlt dieses »Training«, dann fangen die Immunzellen vor lauter Langeweile an, völlig harmlose Umweltstoffe zu bekämpfen. Und voilà: Das Kind hat eine Allergie.

So sinkt das Allergierisiko

Von den folgenden Empfehlungen profitieren alle Kinder. Ganz besonders hilfreich sind sie aber für Kinder mit einem erhöhten Allergierisiko, also dann, wenn Eltern oder Geschwister an Allergien, Neurodermitis, Asthma oder Heuschnupfen leiden.

Optimaler Start durch Stillen: Erhält dein Kind mindestens vier Monate Muttermilch, hat das einen positiven Effekt auf die Entwicklung von Allergien.

Die richtige Säuglingsmilchnahrung: Für Kinder, die keine Muttermilch erhalten, eignet sich für diejenigen mit Allergierisiko HA-Pre-Milch (Hypoallergen). Für alle anderen ist Pre-Milch auf Kuhmilchbasis eine gute Wahl. Soja-, Ziegen-, Schafsmilch oder Pflanzendrinks bringen in puncto Allergieprävention nichts.

Vermeiden ist out: Achte bei deinem Kind auf eine abwechslungsreiche Ernährung. Gemüse, Obst, Nüsse, Milchprodukte, stark erhitzte Eier und Fisch gehören regelmäßig auf den Teller. Dieselbe Empfehlung gilt auch für Schwangere und stillende Mütter.

Vorsicht bei Ei: Vermeide rohes oder wenig erhitztes Ei zum Beispiel in Rührei.

Das perfekte Timing: Der perfekte Zeitraum für den Start mit der Beikost liegt zwischen dem Beginn des fünften und dem Beginn des siebten Lebensmonats. Je vielfältiger die Beikost ist, desto besser.

Ein gesunder Darm stärkt das Immunsystem: Auf dem Speiseplan stehen: Joghurt, Kefir, Cheddar, Parmesan, saure Gurken, Sauerkraut, Apfelessig, Kimchi, Miso oder Tempeh sowie prabiotische Ballaststoffe, zum Beispiel in Knoblauch, Zwiebeln, Porree, Hülsenfrüchten und wieder aufgewärmten Nudeln, Kartoffeln oder Reis.

Supplemente kann man sich sparen: Vitamin D und Omega-3-Fettsäuren sind wichtig! Lass dein Kind daher zudem viel an die frische Luft (Sonne kurbelt die körpereigene Vitamin-D-Produktion an) und gib ihm regelmäßig fettreichen Fisch aus Wildfang wie Lachs, Hering oder Makrele (enthält viel Omega-3-Fettsäuren) zu essen.

Rauchen ist Mist: Passivrauchen erhöht das Asthmarisiko bei Kindern.

Geschwisterliebe: Kinder profitieren von den Keimen, die Geschwister mit nach Hause bringen.[38] So wird das Immunsystem aktiviert und das Kleinkind vor Allergien geschützt. Übrigens gilt: Je mehr Geschwister im Haushalt leben, desto besser.[39]

Treue Begleiter: Kontakt zu Hunden in den ersten Lebensjahren senkt das Auftreten von Allergien. Hat dein Kind ein erhöhtes Allergierisiko oder Neurodermitis, solltet ihr aber lieber keine Katze anschaffen.

Kleiner Pieks mit großer Wirkung: Alle, inklusive Kinder mit Allergierisiko, profitieren von den empfohlenen Impfungen.

Was die Entwicklung von Allergien betrifft, ist das Aufwachsen auf dem Land also gesünder als in der Stadt. Solltest du in der Stadt wohnen und für dein allergiegeplagtes Kind einen therapeutischen Aufenthalt auf dem Bauernhof planen, muss ich dich aber enttäuschen. Um tatsächlich einen positiven Effekt erwarten zu können, ist ein Wochenende im Grünen leider nicht genug. Außerdem funktioniert der Kuhstall mit all seinen Keimen besser als vorbeugende Maßnahme, um das Allergierisiko zu senken, und weniger gut zur Behandlung einer bereits bestehenden Allergie. Wenn du vom Landeffekt profitieren willst, müssen die Umzugskartons also am besten schon vor der Geburt des Kindes gepackt werden. Adieu Großstadtlärm, bonjour ländliches Idyll!

Es gibt aber dennoch Dinge, die Eltern tun können, um Babys mit einem erhöhten Allergierisiko auch in der Stadt vor der Entwicklung einer Allergie zu schützen.

Kontaktallergien

Stell dir vor, eine Freundin schenkt deinem Kind eine Halskette – nichts Teures, aber dafür von Herzen. Es ist eine Riesenfreude für dein Kind, stolz wird das Schmuckstück im Bekannten- und Freundeskreis oder auch den Mitarbeitenden in der Kita präsentiert. Alles scheint in Ordnung, bis dir eines Tages ein schmaler roter Streifen im Nacken deines Kindes auffällt. Erst denkst du dir nichts dabei. Als die Rötung einige Tage später aber nicht nur breiter geworden ist, sondern sich zusätzlich gelbe, nässende Krusten gebildet haben, bist du verunsichert. Du schaust dir den Hals deines Kindes genauer an und dir fällt auf, dass die Haut nur dort entzündet ist, wo die Kette die Haut berührt.

So oder so ähnlich laufen die meisten Kontaktallergien bei Kindern (und Erwachsenen) ab. Der Name sagt eigentlich schon alles: Eine Kontaktallergie ist eine Allergie bei Kontakt mit einem bestimmten Stoff. Häufig treten Kontaktallergien auf, wenn Modeschmuck getragen wird. Damit die Kette, der Ring oder der Ohrring kostbar funkelt, wird die Oberfläche nämlich oft mit dem häufigsten Auslöser für Kontaktallergien überhaupt behandelt: Nickel. Neben Nickel können aber auch viele andere Stoffe aus dem Kinderalltag Kontaktallergien verursachen: Henna-Tattoos im Strandurlaub, glibbriges Slime-Spielzeug oder die Schienbeinschoner vom Fußballtraining.

Wie das bei Allergien so ist, ist das Immunsystem wieder mal der Schuldige. Auch bei Kontaktallergien wird ein harmloser Stoff als »besonders gefährlich« deklariert und bekämpft. Und auch hier tritt die Allergie nie beim ersten Kontakt auf. Stattdessen dauert es immer eine Weile, bis die Reaktion eintritt. Manchmal wird ein Stoff jahrelang vertragen, bis wie aus heiterem Himmel eine juckende Hautentzündung an der Kontaktstelle auftritt. Dann können viele Eltern es kaum glauben, wenn sie die Diagnose hören. »Aber mein Kind hat die Kette doch schon so oft ohne Probleme getragen!« Das ist richtig, aber schließt nicht aus, dass sich irgendwann eine Kontaktallergie eingestellt hat.

Wenn man weiß, wonach man Ausschau halten soll, lässt sich eine Kontaktallergie relativ leicht feststellen. Wenn du eine solche Kontaktallergie bei deinem Kind vermutest, schau dir die entzündete Hautstelle genau an. Die Form gibt oft gute Hinweise auf den Auslöser: Die Entzündung ist nämlich normalerweise auf die Berührungsfläche mit dem Auslöser begrenzt. So kann zum Beispiel der nickelhaltige Jeansknopf nach einigen Tagen sein rotes, juckendes Ebenbild am Bauch hinterlassen. Wenn Inhaltsstoffe in Cremes der Auslöser sind, kann das natürlich schwieriger sein, weil sie meist flächig aufgetragen werden.

Ein Kind mit einer Kontaktallergie hat sein Leben lang etwas davon. Eine Kontaktallergie verschwindet nicht wieder und kann den Alltag ganz schön einschränken, weil man immer genau darauf achten muss, den reizenden Stoff zu vermeiden.

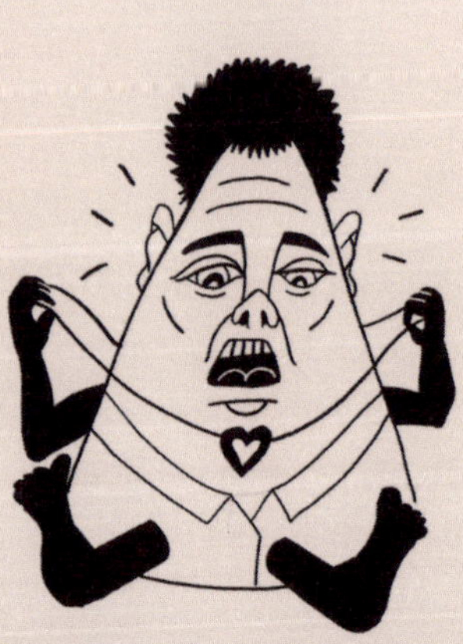

Modeschmuck kann für böse Überraschungen auf der Haut sorgen.

Hier sind Allergene aufgeführt, die bei Kindern oft zu einer Kontaktallergie führen:[40]

Allergen	Beispielsweise enthalten in
Nickel und Kobalt	Modeschmuck, Ohrringe, Knöpfe, Gürtelschnallen, Spielzeug, Elektrogeräte
Duftstoffe	Limonene, Linalool, Perubalsam in Kosmetik, Hautpflege
Korbblütler	Arnika, Kamille, Calendula in Naturkosmetik
Kaliumdichromat	Textilien, Leder
Antibiotika	Neomycin, Bacitracin in Salben
Paraphenylendiamin (PPD)	Henna-Tattoos, Haarfärbemittel
Lanolin (Wollwachs)	Hautpflegeprodukte, Babyöle
Konservierungsmittel	Methylisothiazolinon, Formaldehyd-Abspalter in Feuchttüchern, Shampoos, Seifen, Fingerfarben

Duftstoffe – nein danke

Duftstoffe sind in jedem zweiten Kosmetikprodukt für Kinder enthalten – und das, obwohl sie ein häufiger Auslöser für Kontaktallergien bei Kindern sind.[41] Dabei ist es egal, ob es sich um natürliche Duftstoffe, zum Beispiel Pflanzenextrakte oder ätherische Öle, oder um Duftstoffe aus dem Labor handelt. Dass Duftstoffe in einem Produkt enthalten sind, erkennst du an den Bezeichnungen Parfum oder Fragrance. Überschreitet die Menge eines Duftstoffs einen gewissen Grenzwert, muss er einzeln auf der Verpackung aufgeführt werden. Dann findest du Namen wie Limonene, Linalool, Cinnamal oder Citral in der Inhaltsstoffliste. Weil sich niemand die komplizierten Namen merken kann, gibt es im Internet eine Liste aller deklarationspflichtigen Duftstoffe in der Kosmetikverordnung (EG) Nr. 1223/2009 (Artikel 19).

Ein Produkt »ohne Parfüm« schließt zugesetztes Parfüm aus, kann aber natürliche Duftstoffe enthalten. »Ohne Duftstoffe« bedeutet, dass keine Duftstoffe enthalten sind. Diese Produkte sind auch für Allergiker und empfindliche Haut geeignet.

TIPP

Finde heraus, ob dein Kind eine Creme verträgt

Wenn du ein neues Produkt zum ersten Mal bei deinem Kind verwendest, trage am besten ein bis zwei Wochen lang morgens und abends eine erbsengroße Menge auf die Ellenbeuge auf. Wenn keine Hautrötung oder Juckreiz an der eingecremten Stelle aufgetreten sind, kannst du die Creme am ganzen Körper verwenden. Ansonsten braucht dein Kind eine andere Creme. Wenn es bei verschiedenen Cremes zu Reaktionen kommt, sprich bitte mit deiner Hautärztin oder deinem Hautarzt. Neben einer Hautreizung kann selten auch eine Kontaktallergie dahinterstecken.

Wenn es juckt und kratzt: Neurodermitis

Neurodermitis ist für Kinder ein großes Thema. Allein in Deutschland sind mehr als eine Millionen Kinder betroffen.[42] Die Krankheit taucht oft schon wenige Monate nach der Geburt auf und verursacht Hautentzündungen und starken Juckreiz. Besonders der Juckreiz ist für die Kinder eine große Belastung, weil Spiel und Spaß keine Freude mehr machen, wenn die Haut ständig juckt und weh tut.

Wenn die Diagnose Neurodermitis gestellt ist, geht die Misere weiter. Denn dann betreten viele Eltern den Neurodermitis-Dschungel in Elternforen oder in den Sozialen Medien. Hier tummeln sich auf der einen Seite die Kortisonverfechter, auf der anderen Seite die Skeptiker der modernen Medizin. Dazu gesellen sich Gesundheitsgurus und selbst ernannte Onlineheiler mit ihren ganz eigenen Theorien darüber, wie man Neurodermitis »einfach« in den Griff bekommt, und vermeintliche Wunderwaffen, die Eltern viel Geld und die betroffenen Kinder ihre Gesundheit kosten können.

Dabei ist die Medizin der Neurodermitis schon lange auf der Spur. Im Rahmen von Tausenden wissenschaftlichen Studien wurde die Erkrankung bis in den letzten Winkel ausgeleuchtet. Obwohl sie sich immer noch nicht heilen lässt, gibt es mittlerweile hochwirksame Behandlungen, mit denen Neurodermitis für die Betroffenen kein großes Thema mehr ist.

Steckbrief Neurodermitis

Name: Neurodermitis

Alias: Der juckende Plagegeist

Alter: Tritt in jedem Alter auf

Herkunft: Genetische Veranlagung und durch hautreizende Einflüsse von außen

Bekannte Verstecke: Armbeugen, Kniekehlen, Hals, Gesicht und Rumpf

Ihm wird zur Last gelegt:

- Verursacht trockene Haut und juckende Entzündungen
- Bildet gemeinsam mit Bakterien nässende Stellen und gelbe Krusten
- Sucht schon kleine Kinder und Babys heim
- Raubt Kindern und Eltern den Schlaf und den letzten Nerv

Seine Waffe: Unaufhörlicher Juckreiz, der zu Kratzattacken und Hautverletzungen führen kann

Gefährliche Komplizen: Stress, Allergene, kratzige Textilien, Infekte, ungeeignete Pflegeprodukte

Das kannst du gegen sie tun: Regelmäßige Hautpflege, Vermeidung von Auslösern, antientzündliche Cremes und Do-it-yourself-Hausmittel gegen Juckreiz. Wenn das nicht hilft, gibt es sehr wirksame Tabletten oder Spritzen für Kinder, die verhindern das der Wiederholungstäter nochmal zuschlägt

Prognose: Bei vielen Babys bessert sich die Haut ab dem zweiten Lebensjahr. Etwa zwei Drittel der Kinder werden die Neurodermitis bis zum Erwachsenenalter los.[43]

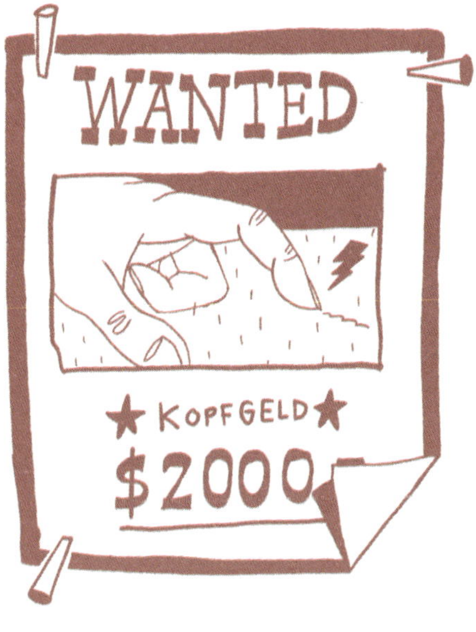

Wie man Neurodermitis erkennt

»Sie haben mein Kind doch noch gar nicht richtig angeschaut!« Manche Eltern sind entrüstet, wenn eine Hautärztin oder ein Hautarzt die Diagnose Neurodermitis überraschend schnell stellt. Sie hatten erwartet, dass die Ärztin die Kinderhaut genau untersucht und Labortests durchführen würde. Ich kann die Eltern verstehen. Ich würde auch wollen, dass ein Arzt auf Nummer sicher geht, wenn es um die Gesundheit meines Kindes geht! Zur Wahrheit gehört aber auch, dass man keine aufwendigen Tests, sondern nur ein geschultes Auge braucht, um eine Neurodermitis zu erkennen. Und wenn man ein bisschen Übung mit den Neurodermitis-Zeichen hat, kann man tatsächlich ratz-fatz auf die Diagnose kommen.

Das Erste, was bei Kindern mit Neurodermitis auffällt, sind Hautentzündungen. Je nach Alter treten sie an unterschiedlichen Stellen und über den Körper verteilt auf. Bei Babys sieht man oft Entzündungen an den Wangen, bei größeren Kindern in den Armbeugen, am Hals oder in den Kniekehlen. Dort, wo die Haut entzündet ist, ist sie gerötet (oder bei dunkleren Hauttypen dunkelbraun), trocken und wund vom vielen Kratzen.

Denn die Neurodermitis juckt – und das nicht zu wenig. Für ein bisschen Linderung wird die Haut mit den Fingernägeln oft so lange bearbeitet, bis tiefe Kratzspuren entstehen. Bei manchen Kindern ist der Juckreiz auch in der Nacht so schlimm, dass an ausreichend Schlaf gar nicht zu denken ist. Tagsüber sind sie dann müde und haben nur wenig Energie. Babys unter sechs Monaten spüren den Juckreiz genauso wie die älteren Kinder; sie sind aber noch nicht in der Lage, sich zu kratzen. Es ist die reinste Folter. Bei Babys äußert sich der Juckreiz daher durch quengeliges, weinerliches Verhalten.

Was alle Kinder mit Neurodermitis außerdem gemeinsam haben, ist eine sehr trockene Haut. Diese kann man nicht wirklich sehen, aber man kann die Trockenheit fühlen, wenn man mit dem Finger über die Haut streicht. Wenn sie sich nicht weich, sondern rau und kratzig anfühlt, ist sie trocken. Für viele Kinder erreicht die Trockenheit im Winter ihren Höhepunkt, wenn die Heizungsluft der Haut das letzte bisschen Feuchtigkeit entzieht.

Um der Haut Feuchtigkeit zurückzugeben, beginnen viele Eltern früh damit, ihre Kinder einzucremen. Doch die Neurodermitis macht ihnen einen Strich durch die Rechnung. Denn egal, welche Pflegecreme die Eltern verwenden, reagiert die Kinderhaut gereizt. Neurodermitishaut ist so sensibel, dass neben bestimmten Inhaltsstoffen in Cremes sogar scheinbar harmlose Einflüsse, wie der Waschzettel in der Kleidung oder ein einfaches Bad, die Haut reizen können.

Wenn wir Ärztinnen und Ärzte Hautentzündungen, Juckreiz und Trockenheit genau untersucht haben, uns aber immer noch nicht sicher sind, ob ein Kind Neurodermitis hat, haben wir noch ein Ass im Ärmel. Und zwar fragen wir die Eltern, ob sie selbst Erfahrungen mit Neurodermitis gemacht haben oder unter anderen allergischen Erkrankungen wie Heuschnupfen oder Asthma leiden. Wenn die Antwort Ja lautet, haben sie wahrscheinlich die Gene, die für Neurodermitis verantwortlich sind, an ihr Kind weitergegeben. Bei der Entstehung von Neurodermitis sind die Gene nämlich ein wichtiges Puzzleteil.

Ursachen von Neurodermitis

Neurodermitis entsteht nicht einfach so. Stattdessen müssen wie bei einem Puzzle verschiedene Teile zusammenpassen, damit das Krankheitsbild entsteht.

Genetik ist der wichtigste Teil des Puzzles, sie bildet quasi die Ecken des Puzzles, mit denen alles beginnt. Wir haben uns bereits mit der Hautbarriere, die man sich wie eine Backsteinmauer vorstellen kann, befasst (Seite 17). Es gibt über 1000 verschiedene körpereigene Stoffe[44], die diese »Mauer« stabilisieren, darunter das Filaggrin, das wie ein Mörtel zwischen den Ziegeln funktioniert. Wenn das Filaggrin durch eine genetische Mutation verändert ist, ist die schützende Hornschichtmauer spröde und durchlässig. Wenn die Mauer bröckelt, kann sie weder Feuchtigkeit richtig speichern noch Schadstoffe und Allergene abwehren. Die Haut trocknet aus, wird rau und gereizt.

Und dann gibt es da noch das überaktive Immunsystem. Wie bei den Allergien unterscheiden die Aufpasser des Immunsystems nicht richtig zwischen Postboten und Einbrecher. Deshalb reagiert das Immunsystem schon auf harmlose Umweltreize überempfindlich und sorgt für Entzündungen. Die Entzündungen wiederum führen zu Juckreiz, der durch Kratzen beantwortet wird. Das Kratzen wiederum beschädigt die Hautbarriere weiter und reißt zusätzlich Löcher in die Mauer. Durch die löchrige Barriere dringen Keime und Reizstoffe in die Haut, die die Entzündung weiter anfeuern – und so dreht sich der Teufelskreis in der Haut weiter und weiter.

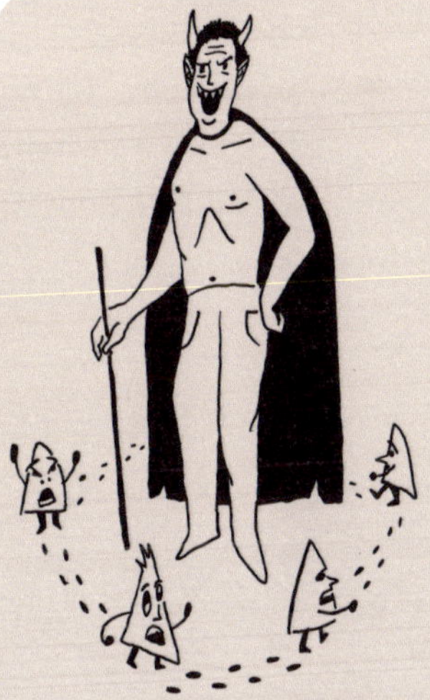

Neurodermitis löst einen Teufelskreis aus Hautentzündung, Juckreiz und Kratzen aus.

Auslöser von Neurodermitis

Ohne Auslöser kann ein Kind, auch wenn seine genetische Ausstattung auf eine Neurodermitis hindeutet, ein vollkommen hautgesundes Leben führen. Dann schlummert die Neurodermitis wie ein schlafender Drache im Erbgut, das Kind merkt nichts von Entzündungen oder Juckreiz und alles ist paletti. Wenn der Drache aber geweckt wird, dann beginnt er zornig und mit Leibeskräften Feuer zu spucken. An der Haut macht sich das durch die typischen Entzündungen bemerkbar: Die Neurodermitis ist ausgebrochen.

Leider können wir Eltern den Drachen nicht aus dem Kind vertreiben. Er ist im Erbgut jeder einzelnen Zelle fest verankert. Aber wir können dafür sorgen, dass er nicht so leicht aufwacht! Die Haut von Kindern mit Neurodermitis reagiert auf eine ganze Reihe von Dingen sehr sensibel. Dinge, die den Drachen aus dem Schlaf reißen, sind zum Beispiel trockene Luft oder kratzige Wollpullis. Leider gibt es weder für Babys noch für Drachen ein Patentrezept für ruhigen Schlaf, zum Beispiel »Lasse einfach XYZ weg und dann ist Schluss mit der Neurodermitis«. Schön wär's, aber so leicht macht es uns der Drache nicht. Von Kind zu Kind unterscheiden sich die Auslöser: Bei einem Kind reagiert der Drache besonders gereizt auf Stress, beim anderen bricht der Juckreiz aus, wenn es erkältet ist. Um deinem Kind zu helfen, muss also erst einmal die Auslöser-Analyse gestartet werden. Diese Auslöser findet man bei Kindern häufig:

- **Klima und Temperatur:** Im Winter wird die Haut durch trockene Heizungsluft und kalte Außentemperaturen trocken und empfindlich, während im Sommer Schweiß und Hitze das Jucken verstärken können.
- **Stress:** Stress ist ein interner Unruhestifter. So wie du bei Nervosität Magen- oder Kopfschmerzen bekommst, reagiert auch die Haut auf Stress. Die Ausschüttung von Stresshormonen kann die Hautbarriere schwächen und die Neurodermitis verschlechtern.
- **Infektionen:** Hautinfektionen oder auch eine harmlose Erkältung können die Neurodermitis verschlimmern, weil sie dem ohnehin überaktiven Immunsystem einen zusätzlichen Boost geben.

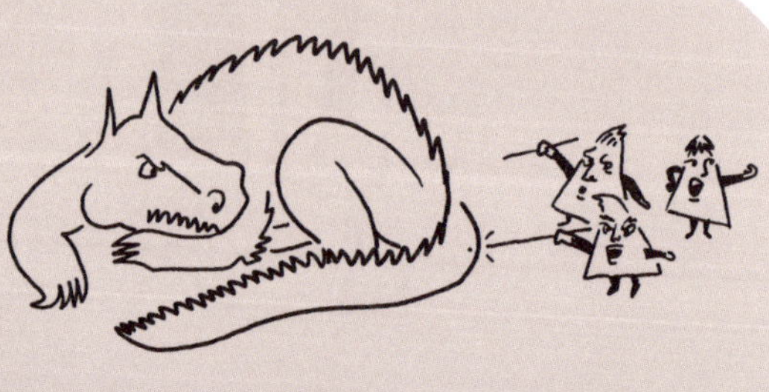

Die Neurodermitis ist wie ein schlafender Drache, den bestimmte Auslöser aus seinem Schlummerschlaf wecken.

- **Allergene:** Durch die geschwächte Hautbarriere können Allergene wie Nahrungsmittel, Hausstaubmilben, Pollen oder Tierhaare leichter eindringen. Die Antwort des Immunsystems auf diese Eindringlinge kann die Hautentzündung befeuern.
- **Ernährung:** Bei manchen Kindern können bestimmte Lebensmittel, wie Tomaten oder Zitrusfrüchte, die Haut reizen und Juckreiz verschlimmern. Selten sorgen auch Nahrungsmittelallergien für einen Krankheitsschub.
- **Kleidung:** Materialien wie Wolle oder synthetische Stoffe wie Nylon, die kratzen oder die Haut nicht atmen lassen, können die Haut zusätzlich reizen.
- **Kosmetikprodukte:** Aggressive Seifen und parfümierte Cremes greifen die Haut an und schwächen die Barriere weiter.

Neurodermitis ist keine Allergie

Ganz häufig kommen Eltern zu mir und sagen, ihr Kind habe eine Allergie. Bei genauerer Betrachtung fällt jedoch auf, dass es sich bei den Hautentzündungen um eine Neurodermitis handelt. Ich versuche dann vorsichtig, die Eltern von der neuen Diagnose zu überzeugen, ohne sie zu sehr vor den Kopf zu stoßen. Oft fragen die Eltern dann: »Eine Neurodermitis soll das sein? Warum zeigt der Allergietest dann so viele Allergien?« Ja, warum eigentlich?

Bei den Ursachen haben wir ja schon von der Hautbarriere gesprochen. Bei der Neurodermitis ist sie löchrig und bietet nur wenig Schutz – auch vor Allergenen. Das heißt, dass Nahrungsmittel und andere Stoffe durch die Haut wandern und dort auf das hyperaktive Immunsystem treffen. Dann werden Allergie-Antikörper gegen die Eindringlinge gebildet und diese werden dann im Allergietest nachgewiesen. Weil die Hautbarriere den Kinderkörper nur schlecht vor Allergenen schützt, schlagen also die Allergietests aus.

Neurodermitis wird oft mit einer Allergie verwechselt. Wäre Neurodermitis tatsächlich eine Allergie, wäre die Behandlung einfach: Man lässt das auslösende Allergen weg und die Haut kommt zur Ruhe. Doch in der Realität hilft das Vermeiden bestimmter Nahrungsmittel tatsächlich nur den wenigsten Kindern mit Neurodermitis.

Denn so einfach ist die Neurodermitis nicht zu erklären. Sie entsteht nämlich durch ein Zusammenspiel mehrerer Faktoren: Gene, die die Haut empfindlicher machen, und ein verändertes Immunsystem, das stärker auf Reize reagiert. Hinzu kommen Einflüsse von außen, wie Bakterien oder trockene Winterluft, und von innen, wie Stress oder Infektionen, die die extrem sensible Haut zusätzlich ärgern. Allergische Reaktionen können zwar eine bestehende Neurodermitis verstärken, sie sind jedoch nicht die eigentliche Ursache der Erkrankung. Daher ist es wichtig, die Haut gezielt zu behandeln und zu schützen, anstatt alle Karten auf das Vermeiden von Allergenen zu setzen.

Es stimmt aber, dass Kinder zusätzlich zu ihrer Neurodermitis auch häufig Allergien haben. Betroffen sind vor allem Kinder, die bereits im ersten Lebensjahr eine schwere Neurodermitis entwickeln. Ungefähr ein Drittel aller Kinder mit Neurodermitis hat Nahrungsmittelallergien, besonders Kuhmilch, Hühnerei oder Erdnüsse sind häufige Auslöser.[45] Und wenn der Milchshake trotz Kuhmilchallergie auf den Tisch kommt, flammt auch die Neurodermitis wieder auf.

Neurodermitis-Tagebuch

Wenn es dir schwerfällt, die Auslöser bei deinem Kind zu ermitteln, kann ein Neurodermitis-Tagebuch helfen, in dem du täglich die Beschwerden deines Kindes und mögliche Auslöser notierst. Durch die systematische Aufzeichnung lässt sich oft besser erkennen, was die Beschwerden verschlimmert und was nicht.

Wenn du wichtige Auslöser für die Neurodermitis bei deinem Kind entdeckt hast, solltet ihr gemeinsam mit einer Ärztin oder einem Arzt eine Vermeidungsstrategie entwickeln. Häufig ist das leichter gesagt als getan. Gut gemeinte Tipps wie »Dein Kind soll sich halt nicht so stressen« oder »Das kommt sicher vom Gluten« helfen da wenig. Wenn du dir unsicher bist, wie du deinem Kind helfen sollst, kann eine spezielle Neurodermitis-Schulung für Eltern helfen.

Die richtige Ernährung bei Neurodermitis

Es gibt klare Hinweise dafür, dass bestimmte Ernährungsgewohnheiten die Neurodermitis bei deinem Kind verbessern können, während andere sie eher verschlechtern. Ganz grundsätzlich ist aber wichtig zu wissen, dass keine Diät die Neurodermitis heilen wird, weil kein Lebensmittel die genetische Schwäche der Hautbarriere beheben kann. Es gibt aber Lebensmittel, die dafür bekannt sind, dass sie einen positiven Effekt auf Entzündungen im Körper haben. Als Vorbild für eine entzündungshemmende Ernährungsweise wird oft die mediterrane Diät genannt, bei der frische, un-

TIPP

Mediterrane Snackbox für den Kindergarten

Du bist auf der Suche nach gesunden und leckeren Nahrungsmitteln, die du deinem Kind mit in den Kindergarten geben kannst? Hier sind Tatis und meine persönlichen Favoriten für eine alltagstaugliche, ausgewogene Ernährung. Wir sind uns sicher, dass unter diesen Köstlichkeiten auch etwas für dein Kind dabei ist!

Ideen für eine kunterbunte Snackbox

- **Gemüsesticks:** Schnapp dir ein paar leckere Karotten, frische Gurken, knackigen Kohlrabi, süße Paprika und ein paar Kirschtomaten und schneide sie in kleine Stückchen. Die sehen nicht nur toll aus, sondern sind auch supergesund!
- **Frische Obstschnitzer und Beeren:** Wie wäre es mit saftigen Apfel- und Birnenscheiben, fruchtigen Orangenvierteln und einer Handvoll Blaubeeren, Himbeeren und Granatapfelkernen? Das macht die Box fruchtig und süß!
- **Leckere Dip-Optionen:** Mach einen cremigen Kräuterquark aus Quark und italienischen Kräutern oder überrasche dein Kind mit etwas Hummus mit orientalischen Gewürzen.
- **G-Ei-l:** Du kannst ein hartgekochtes Ei hineinpacken oder ein spanisches Omelett mit Eiern, Kartoffeln und frischen Kräutern zubereiten. Das gibt dem Ganzen den perfekten Kick!
- **Kohlenhydratbasis:** Packe ein Stück Fladenbrot aus Vollkornmehl, einige Vollkornnudeln, braunen Reis oder Quinoa hinein. So ist die Box nicht nur bunt, sondern auch richtig sättigend!

Für die extra Protein-Power: Füge gegrillte Hähnchenstreifen oder in Olivenöl und Kräutern marinierte Tofu-Stücke hinzu. Das rundet die Schlemmerbox ab!

verarbeitete Lebensmittel aus pflanzlichen und tierischen Quellen im Fokus stehen. Konkret bedeutet das: viel Gemüse, Hülsenfrüchte, Vollkorn, Olivenöl, Nüsse, Fisch und Meeresfrüchte. In Maßen werden Milchprodukte, Geflügel und Eier empfohlen, während rotes Fleisch und Zucker nur selten auf den Teller kommen sollten. Wichtig sind außerdem eine frische Zubereitung und das gemeinsame Essen mit der Familie.

Richtig eincremen bei Neurodermitis

Die Haut ist wie eine schützende Mauer, die uns vor schädlichen Einflüssen bewahrt. Bei Neurodermitis ist diese Mauer wie schon beschrieben jedoch empfindlicher und durchlässiger, sodass Reizstoffe, Allergene und Keime leichter eindringen und Entzündungen verursachen können. Tägliches Eincremen wirkt wie eine stetige Ausbesserung dieser Mauer: Die Feuchtigkeit schließt kleine Lücken und stärkt die Hautbarriere, wodurch die Haut geschmeidiger und widerstandsfähiger wird.

Wie beim Zähneputzen reicht eine gelegentliche Pflege nicht aus. Für gesunde Zähne ist eine tägliche Routine unerlässlich – und genauso wichtig ist das regelmäßige Eincremen bei Neurodermitis. So bekommt die Haut jeden Tag die Unterstützung, die sie braucht, um sich zu schützen. Mit der Zeit gehen die Trockenheit und der Juckreiz zurück, und auch Hautentzündungen treten seltener auf. Creme deshalb die Haut mindestens einmal täglich von Kopf bis Fuß mit einer Pflegecreme ein. Wenn die Haut trocken und rau ist, gern auch öfter. Dabei solltest du möglichst ein Produkt ohne Allergie verursachende oder hautreizende Inhaltsstoffe wählen (siehe Kapitel Kontaktallergien, Seite 87). Bei warmen Temperaturen oder knallroter, entzündeter Haut ist eine leichte Creme oder Lotion ideal, bei kalten Temperaturen oder bei sehr trockener Haut eher eine fette Creme oder Salbe. Medizinische Cremes, zum Beispiel Kortisoncremes, kommen nur auf die entzündete Haut. Warte am besten ein paar Minuten, bis die Pflegecreme eingezogen ist, damit der Wirkstoff nicht abgeschwächt wird. Oder verwende sie getrennt, beispielsweise morgens die Pflege und abends die medizinische Creme. Und natürlich: Sonnencreme nicht vergessen. Sie kommt immer zum Schluss.

Wie bereits kurz erwähnt: Die Haut bei Neurodermitis einzucremen gehört genauso zur täglichen Routine wie das Zähneputzen. Und wie das Zähnchen-Schrubben zählt auch das Eincremen nicht unbedingt zu den Highlights des Tages. Eincremen wird schnell für Kinder und Eltern zum Endgegner. Um Frust zu verhindern und Eincreme-Tiefs zu überwinden, findest du hier ein paar nützliche Tipps.

TIPP

Keine Lust auf Eincremen – was tun?

Mit diesen Tipps wird das Eincremen zum Hit und du stärkst ganz nebenbei noch die Bindung zu deinem Kind.

1. **Erkläre den Ablauf:** »Ich öffne die Cremetube, gebe ein wenig auf deine Haut und massiere sie ein.« Kinder wollen mittendrin statt nur dabei sein! Sie machen eher mit, wenn sie verstehen, warum etwas passiert.
2. **Wärme die Creme:** Kalte Creme jagt Kindern einen Schreck ein. Wärme die Creme vorher durch Verreiben zwischen deinen Händen an.
3. **Schaffe eine ruhige Atmosphäre:** Wenn morgens alles hektisch ist, versuche Ruhe zu bewahren und euch gemeinsam Zeit fürs Eincremen zu nehmen. Sollte das nicht möglich sein, creme fix die wichtigsten Stellen ein und nehmt euch stattdessen abends mehr Zeit.
4. **Nutze Spa-Moment:** Verwandle das Eincremen in ein angenehmes Ritual. Nutze die Gelegenheit für sanfte Massagen und Streicheleinheiten – das fördert die Bindung zu deinem Kind und macht Spaß.
5. **Visualisiere den Ablauf:** Schreibe oder male die Schritte eurer Eincreme-Routine auf einen Zettel und hänge diesen im Badezimmer auf. So sieht dein Kind mit einem Blick, was als Nächstes kommt.
6. **Ablenkung:** Singt ein Lied, erzählt eine Geschichte oder macht eine Fantasiereise. Ablenkung ist der Schlüssel zu einem entspannten Eincremen!
7. **Mitspielen:** Ab einem Alter von zwei bis drei Jahren können Kinder beim Eincremen helfen. Lass sie ihre Puppe oder Geschwister eincremen oder malt euch gegenseitig mit der Creme Figuren auf die Haut.
8. **Biete Wahlmöglichkeiten:** Gib deinem Kind die Wahl, ob es lieber stehend, liegend oder sitzend eingecremt werden will. Das gibt ihnen ein Gefühl, mitbestimmen zu können.
9. **Lob und Belohnung:** Belohne dein Kind für gutes Mitmachen. Wie du das machst, bleibt euch überlassen – vielleicht mit aufmunternden Worten, einem kleinen Sticker oder einer Umarmung.
10. **Zeige Verständnis:** Akzeptiere die Gefühle deines Kindes. Wenn es genervt ist, ist das in Ordnung. Bleibe aber konsequent bei der festgelegten Routine, damit dein Kind sich daran gewöhnen kann.

Viel Spaß beim Eincremen!

Manchmal braucht die Haut bei Neurodermitis mehr Pflege als das tägliche Eincremen. Dann sind Hausmittel wie mit Creme getränkte Verbände, Schwarztee-Umschläge oder ein Bad in Hafer wohltuend.

TIPP

Hausmittel für Neurodermitis

Fett-feuchte Verbände

Helfen gut bei: Neurodermitis (sowohl bei akuter Entzündung als auch trockener verdickter Haut), Juckreiz

Lieber nicht bei: stark nässenden Hautentzündungen, Fieber

Du brauchst:

- Schlauchverbände (rezeptfrei in der Apotheke erhältlich) in der passenden Größe
- Schere
- Lauwarmes Wasser
- Akute Entzündung: Leichte wasserreiche Creme
- Chronische Entzündung: Reichhaltige, fettreiche Creme (Fettgehalt über 30 Prozent)
- Alternativ: einmal pro Tag ärztlich verordnete Kortisoncreme

So geht's:

1. Schneide zwei Stücke in der Größe der Hautentzündung vom Schlauchverband ab
2. Trage großzügig Creme auf die betroffene Hautstelle auf.
3. Tauche den ersten Schlauchverband in lauwarmes Wasser und wringe ihn aus (leicht feucht, nicht nass).
4. Stülpe den feuchten Schlauchverband über die eingecremte Haut, zum Beispiel an Armen oder Beinen. Man kann die Verbände aber auch als Unterhemd oder als Sturmhaube tragen.
5. Lege den trockenen Schlauchverband darüber.
6. Auskühlung vermeiden (Raum zugfrei, nicht zu kühl).
7. Bei Kleinkindern nur kleine Flächen. Rumpf und Arme oder Beine getrennt behandeln. Sobald der Verband trocken ist, wiederhole die Schritte zwei bis vier. Die Verbände können stundenweise oder über Nacht auf der Haut bleiben.

Schwarztee-Umschläge

Helfen gut bei: nässenden Hautproblemen, akuten Entzündungen, Hautreizungen und Juckreiz

Lieber nicht bei: trockener Haut

Du brauchst:

- Unparfümierter Schwarztee im Beutel (zwei Stück)
- 250 Milliliter kochendes Wasser
- Kompresse oder weiches Tuch
- Mullbinde oder Schlauchverband je nach Größe der betroffenen Hautstelle

So geht's:

1. Die Teebeutel mit kochendem Wasser übergießen und 20 Minuten ziehen lassen. Kompresse oder Tuch in den abgekühlten Tee eintauchen und gut auswringen.
2. Auf die betroffene Hautstelle legen (mindestens 30 Minuten oder über mehrere Stunden).
3. Durchgehend feucht halten, nicht austrocknen lassen.
4. Anschließend die Haut mit einer leichten Feuchtigkeitscreme eincremen.
5. Dauer: Mehrmals pro Tag, solange bis die Haut nicht mehr nässt, maximal fünf Tage lang.

Haferbad

Hilft gut bei: juckenden Hautproblemen, entzündeter Haut, Hautreizungen, Sonnenbrand

Lieber nicht bei: Haferallergie

Du brauchst:

- 1 Tasse naturbelassene Vollkornhaferflocken
- Küchenmixer oder Mühle
- Optional: feiner Strumpf und Stück Schnur
- Wasser unter 37 Grad Celsius warm, bei Juckreiz 28 bis 30 Grad Celsius
- Badewanne

So geht's:

1. Mahle die Haferflocken mit einer Mühle oder einem Mixer zu sehr feinem Hafermehl.
2. Teste, ob das Hafermehl fein genug ist, indem du 1 EL davon in Wasser gibst. Das Wasser sollte milchig werden.
3. Schütte das Hafermehl ins einlaufende Badewasser (1 Tasse Mehl für die Standardwanne, 1/3 Tasse für Babywanne). Das Mehl soll sich vollständig auflösen.
4. Um weniger »Schmutz« zu verursachen, kannst du das Hafermehl in einen feinen Strumpf schütten, zubinden und ins Wasser geben.
5. Lass dein Kind 10 bis 15 Minuten baden.
6. Trockne es anschließend mit einem weichen Tuch ab.
7. Creme den ganzen Körper deines Kindes mit einer Pflegecreme ein.

Den Juckreiz lindern

Juckreiz lässt sich durch Cremes lindern, wie auch im Kapitel »Antientzündliche Cremes« erklärt wird. Aber du kannst zusätzlich Vieles tun, um Juckreiz zu lindern – das erfährst du in den folgenden Tabellen.

Kategorie	Was	Wie umsetzen
Ablenken	Musik	Hör mit deinem Kind mitreißende Songs oder ein spannendes Hörspiel an.
	Beschäftigung	Macht zusammen Puzzles, malt, baut Lego oder spielt Kartenspiele.
	Lesen	Lies deinem Kind aus einem unterhaltsamen Buch vor.
	Gedankenreisen	Schicke dein Kind auf eine imaginäre Reise z. B. an euren Lieblings-Urlaubsort, zu Oma, in den Garten, in den Zauberwald oder ins Weltall.
Alternative Haut-stimulation	Zwicken	Leichtes Drücken oder Kneifen der Haut kann den Juckreiz unterdrücken.
	Kratzklötzchen	Anstatt die Haut zu kratzen, kann dein Kind ein mit Leder überzogenes Holzstück drücken, klopfen oder reiben.
	Kühlen	Massiere die Haut sanft mit einer gekühlten Pflegecreme oder wende feuchte Umschläge oder ein Coolpack an.
Sonstige Tipps	Fingernägel schneiden	Mit kurzen Fingernägeln reduzierst du das Verletzungsrisiko beim Kratzen.
	Lockere Kleidung tragen	Enge Kleidung kann den Juckreiz verstärken.
	Stresslevel senken	Entspannungstechniken wie Yoga, Meditation oder Musik helfen, den Stresspegel und den Juckreiz zu reduzieren.

Die in der Tabelle genannten Hilfsmittel gehören zu den Must-haves gegen Juckreiz.

Kategorie	Produkt	Anwendung
Zum Kühlen	Kühlspray mit Thermalwasser oder mit Polidocanol	Ohne Rezept aus der Apotheke besorgen und mehrmals täglich auf die juckenden Stellen sprühen
	Glatter Kieselstein, Löffel oder Coolpack	Im Kühlschrank kühlen und auf die juckenden Stellen legen. So oft wie nötig wiederholen.
	Feuchtes Tuch	Mit kaltem Leitungswasser tränken, auswringen und auf die Haut legen.
	Schlauchverband (optional)	Ohne Rezept aus der Apotheke besorgen. Kühlt, wenn er mit kaltem Wasser getränkt ist, und schützt vor Kratzanfällen.
Zum Cremen	Pflegecreme mit Ceramiden und kolloidalem Hafer	Beruhigt die Haut und reduziert den Juckreiz.
	Pflegecreme mit Harnstoff	Reduziert den Juckreiz und stärkt die Hautbarriere.
	Pflegecreme mit Polidocanol	Wirkt gezielt gegen Juckreiz.

Antientzündliche Cremes

Ist die Haut bei Neurodermitis rot und juckt, reicht eine Hautpflege allein oft nicht aus. Um sich von der ständigen Entzündung zu erholen, braucht die Haut Medikamente, die die Entzündung bremsen. Kortisoncreme bringt Kindern oft rasche Erleichterung und sorgt für Ruhe in der Haut – vorausgesetzt, man wendet Kortison richtig an. Im folgenden Kapitel erfährst du, wie du Kortison bei deinem Kind so nutzen kannst, dass es maximal wirkt – bei minimalen Nebenwirkungen. Für besonders sensible Hautstellen eignen sich andere antientzündliche Cremes, die Kortisonersatzstoffe.

Kortison und Kinderhaut

»Was ist ein Notfall in der Dermatologie?« Antwort: »Die Kortisoncreme ist leer«. Oder: »Was ist das ABC des Hautarztes?« Antwort: »Anschauen, Betatschen und Kortison«. Solche Kalauer müssen wir Hautärztinnen und Hautärzte uns ständig von Kolleginnen oder Kollegen anderer Fachrichtungen anhören. Und obwohl wir uns natürlich gegen diese Schmähungen zur Wehr setzen, müssen wir uns insgeheim eingestehen: Wahrscheinlich ist etwas dran an dem Vorurteil, dass Hautärztinnen und Hautärzte gern Kortisoncreme verschreiben!

»Kortison auf sensible Kinderhaut: Ist das nicht gefährlich?« Das fragen sich viele Eltern und sind skeptisch, wenn Kortisoncreme auf dem Rezept für ihr Kind steht. Falls du dich auch gefragt hast, ob Kortison nicht »zu stark« für dein Kind ist, kann ich dich beruhigen. Kortison per se ist nicht zu stark für Kinderhaut. Es gibt nämlich viele verschiedene Kortisonwirkstoffe. Kortison ist nicht gleich Kortison! Es gibt Hydrokortison bis Diflucortolon, Prednicarbat und Mometason, Betamethason und noch viele mehr. Wir Hautärztinnen und -ärzte sind richtige Kortison-Sommeliers. Wir schauen uns die Hautstellen des betroffenen Kindes genau an und wählen einen Wirkstoff aus, der zu Alter, Hautkrankheit und Körperstelle passt. So gehen wir auf Nummer sicher, dass das Kortison die Hauterkrankung bessert und nicht stattdessen neue Probleme verursacht.

Kortisoncreme richtig eingesetzt ist eine unschlagbare Waffe! Die Cremes haben schon so vielen Kindern und Erwachsenen das Leben erleichtert. Unzählige Male haben sie Entzündungen gelöscht, Juckreiz gelindert und dafür gesorgt, dass Kinder endlich mit ihrer Hauterkrankung abschließen konnten. Und Kortisoncremes sind nicht nur supereffektiv, sondern bei korrekter Anwendung auch sehr sicher.

Ich habe lange überlegt, wie man die Wirkung von Kortison am besten einfach und trotzdem umfassend beschreiben kann. Am besten gelingt das, denke ich, wenn wir mal wieder eine kleine Gedankenreise machen: Versetze dich zurück in deine Teenagerzeit. Deine Eltern sind über das Wochenende verreist und du veranstaltest eine fette Hausparty. Natürlich hast du nicht um Erlaubnis gefragt. Deswegen ist der Schreck auch groß, als deine Eltern überraschend früh zurückkommen: Halbstarke lümmeln auf dem Sofa, die Musik dröhnt und es stinkt nach Bier. Die ganze Wohnung ist im Chaos versunken. Deine Eltern finden das gar nicht witzig und beginnen, die Partymeute aus der Wohnung zu komplementieren. Es dauert nicht lange, bis sich die Wohnung geleert hat. Die Ordnung ist wiederhergestellt.

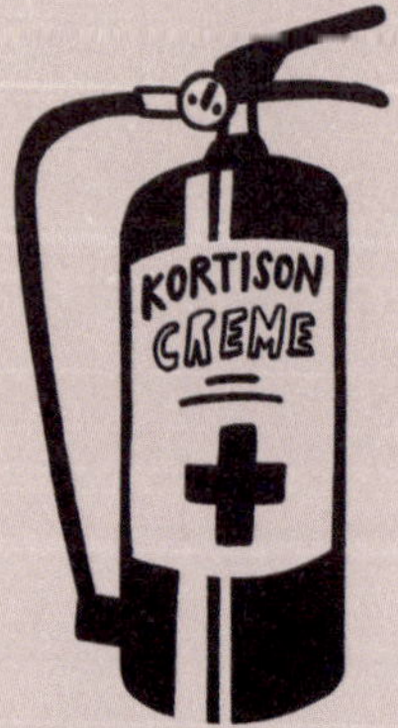

Wie ein Feuerlöscher stoppt Kortison die Entzündung in der Haut.

Kortisone werden je nach Wirkstärke in vier Klassen eingeteilt (1, schwach bis 4, stark wirksam):

Stärke	Name	Nice to know
1, schwach	Hydrocortison	Niedrig dosiert rezeptfrei in der Apotheke erhältlich
	Hydrocortisonacetat	
2, mittelstark	Hydrocortisonbutyrat	Werden am häufigsten bei Babys und Kleinkindern ärztlich verschrieben
	Methylprednisolonaceponat	
	Prednicarbat	
3, stark	Betamethasonvalerat	Bei älteren Kindern selten bei starker Entzündung eingesetzt
	Mometason furoat	
4, sehr stark	Clobetasolpropionat	Nur in Ausnahmesituationen bei Kindern angewendet

Du fragst dich, was das nur mit Kortisoncreme zu tun hat? Kortisoncreme vertreibt die Entzündungszellen in der Haut. Im Beispiel sind deine Eltern die Kortisoncreme. Sie schmeißen die Chaosstifter raus und stellen so wieder Ordnung in der Wohnung her. Manche Erkrankungen flammen nur einmal auf. Dann reichen ein bisschen Kortisoncreme schmieren und ein großes Donnerwetter aus, und die Entzündungszellen kommen nicht mehr zurück. Bei anderen Hautproblemen gibt es aber ein Grundproblem, vergleichbar damit, dass du und deine wilde Partymeute immer wieder neue Partys zu Hause veranstaltet. Der Rausschmeißer Kortisoncreme kann dieses Problem selbst nicht lösen. In solchen Fällen müssen die Eltern sich überlegen, wie man das renitente Kind anderweitig davon überzeugt, kein Party-Chaos mehr zu stiften. Ist die Entzündung in der Haut hartnäckig, müssen schwerere Geschosse aufgefahren werden. Zum Glück gibt es heutzutage für Kinder moderne, hochwirksame Medikamente, die die Entzündung von innen beruhigen (darauf geht Andreas Pinter im Interview ab Seite 112 noch einmal genauer ein).

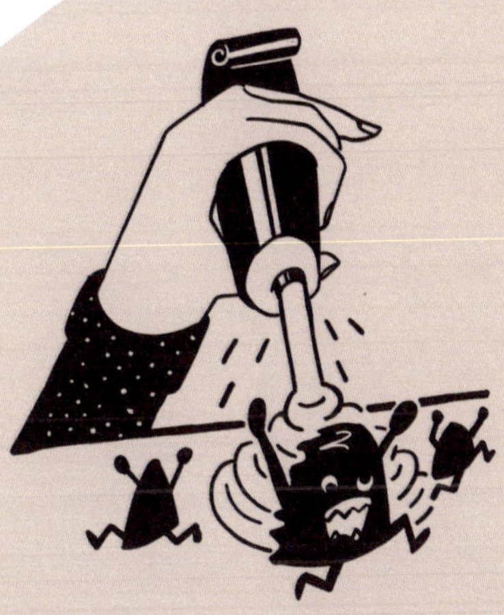

Kortison wirkt, indem es die Entzündungszellen aus der Haut vertreibt.

Die acht Gebote zur Anwendung von Kortisoncreme

Der Schlüssel zu einem guten Ergebnis liegt in der richtigen Anwendung, das ist klar. Es gibt ein paar grundsätzliche Tipps, wie du den besten Effekt aus der Kortisoncreme herausholen kannst, ohne dabei Nebenwirkungen zu riskieren. Voilà, hier sind die acht Kortisoncreme-Gebote:

1. Gebot: *Du sollst dich nicht aus der Ruhe bringen lassen.* Kortisoncremes sind lange erprobte Medikamente, die weltweit millionenfach verwendet werden. Sie haben schon vielen Kindern geholfen. Es gibt also keinen Grund zur Sorge, sollte deine Ärztin oder dein Arzt deinem Kind eine Creme mit Kortison verschreiben.

2. Gebot: *Du sollst dich an die Empfehlung halten.* Verwende die Kortisoncreme so, wie sie dir deine Ärztin oder dein Arzt empfohlen hat. Mache bitte keine Experimente in Eigenregie, denn dafür ist die Haut deines Kindes zu kostbar.

3. Gebot: *Du sollst der Kortisoncreme Zeit geben, um zu wirken.* »Nur nicht zu viel«, denken sich viele Eltern und hören nach wenigen Tagen wieder auf mit der Kortisoncreme. Auch in vielen Packungsbeilagen wird eine Maximaldauer von zwei Wochen angegeben. Das reicht aber bei vielen Hautproblemen nicht. Nur eine ausreichend lange Behandlung kann die Entzündung in der Haut effektiv löschen.

4. Gebot: *Du sollst Kortisoncreme einmal am Tag verwenden.* Die meisten Kortisoncremes werden einmal täglich verwendet. Häufiges Eincremen hat keinen zusätzlichen Nutzen und kann sogar schaden. Wenn die Haut juckt, greife also bitte nicht immer und immer wieder zur Kortisontube, sondern lieber zu einer beruhigenden Pflegecreme oder einem Coolpack.

5. Gebot: *Du sollst genug Creme verwenden.* Stell dir die Entzündung wie ein Feuer und die Kortisoncreme wie Löschschaum vor. Wenn du nicht genug Schaum auf das Feuer spritzt, glimmt die Glut weiter, auch wenn keine Flammen mehr zu sehen sind. Für eine anhaltende Besserung ist also eine ausreichende Kortisonschicht notwendig. Trage die Creme so auf, dass alle betroffenen Stellen vollständig bedeckt sind, und massiere sie in die Haut ein.

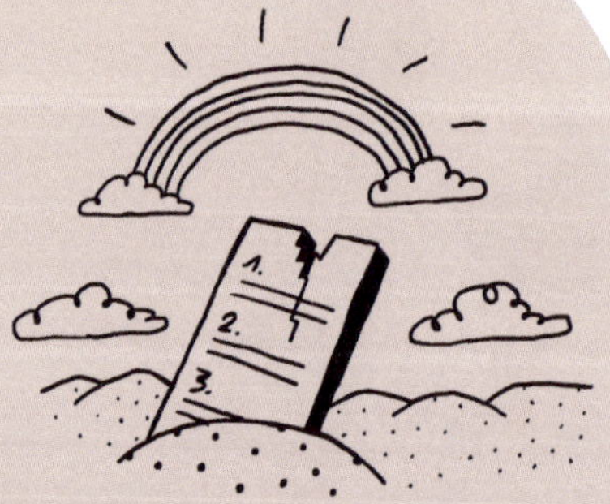

Halte dich an die acht Gebote, damit Kortisoncremes gut wirken und nicht schaden.

6. Gebot: *Du sollst die Kortisoncreme ausschleichen.* Wenn du Kortisoncreme länger als zwei Wochen am Stück angewendet hast, solltest du sie danach ausschleichen. Denn: Auf einen abrupten Stopp folgt sonst die Rückkehr der Entzündungen. Das kannst du einfach verhindern. Wenn das tägliche Eincremen vorbei ist, kannst du die Creme für eine Weile (zum Beispiel zwei Wochen) jeden zweiten Tag auftragen. In den letzten zwei Wochen wird jeweils einmal eingecremt. Wenn alles gut bleibt, kann die Therapie danach beendet werden. Frag auch hier deine Hautärztin oder deinen Hautarzt, wie du das Ausschleichen am besten umsetzt.

7. Gebot: *Du sollst empfindliche Bereiche schonen.* Am Körper gibt es zartbesaitete Stellen und welche, die eher dickhäutig sind. Besonders sensibel ist die Haut in den großen Körperfalten (Achseln, Hals und Leisten), im Genitalbereich und im Gesicht. Um Nebenwirkungen zu vermeiden, darf Kortison hier, wenn überhaupt, nur für kurze Zeit verwendet werden.

8. Gebot: *Du sollst nicht zu lange täglich cremen.* Das letzte Gebot und vielleicht das wichtigste: Keine Kortisoncreme darf monatelang täglich aufgetragen werden. Sollte die Haut deines Kindes partout nicht besser werden, kann es sein, dass die Wirkstärke zu niedrig ist und eine stärkere Kortisoncreme oder eine ganz andere Therapie her muss. Creme also bei ausbleibender Wirkung nicht blind weiter, sondern frag deine Ärztin oder deinen Arzt um Rat.

Wenn du dich an die ärztlichen Empfehlungen und an die acht Kortison-Gebote hältst, kannst du Kortison guten Gewissens bei deinem Kind anwenden. Trotzdem möchte ich noch kurz auf die möglichen Nebenwirkungen von Kortisoncremes eingehen, weil dieses Schreckgespenst weiterhin in den Köpfen vieler Eltern sein Unwesen treibt. Es stimmt: Kortisoncremes können Nebenwirkungen verursachen! Das sollte aber keine Überraschung sein. Denn jedes wirksame Medikament kann auch schaden, wenn es zu selten oder zu oft, zu wenig oder zu viel – kurzum falsch – verwendet wird. Das gilt für Kortisoncreme genauso wie für Aspirintabletten, für »Fettweg-Spritzen«, für Krebsmedikamente und alles, was sonst noch in der Apotheke vor sich hin staubt. Viele Eltern bleiben bei Kortisoncremes trotzdem besonders skeptisch.

Ich schlage vor, wir begeben uns auf eine kleine Gedankenreise, um den Sachverhalt zu klären: Du bist bestimmt schon einmal mit dem Flugzeug geflogen. Du hast am Flughafen eingecheckt, hast dir vom freundlichen Flugpersonal deinen Sitzplatz zeigen lassen und schon ging es los: Zehntausende Meter über dem Meeresspiegel bist du mit mörderischer Geschwindigkeit in einem Blechrohr durch die Troposphäre gerast. Als wäre das alles ganz alltäglich, hast du währenddessen an deinem Tomatensaft genippt oder an trockenen Salzbrezeln geknabbert. Du hast alles riskiert, um ein paar sonnige Tage am Strand zu verbringen! Lässt es dich völlig kalt, dass auch nur der kleinste technische Fehler, eine kleine Dusseligkeit des Piloten deinem Leben ein abruptes Ende setzen kann? Ich will dir keine Angst vor dem Fliegen machen – im Gegenteil, ich möchte dir zeigen, dass wir im Leben ständig Nutzen gegen Risiko abwägen müssen, um voranzukommen. Wer nicht ins Flugzeug steigt, genießt keine Sonnenuntergänge am fernen Meer. Jeden Tag trotzen wir unzähligen Gefahren. Wir gehen diese Risiken ein, weil wir für uns entscheiden, dass der Nutzen die Gefahr überwiegt.

Häufigkeit	Nebenwirkung	Was passiert	Wie verhindern
Häufige Sorge (in Realität bei Kindern selten)	Ausdünnung der Haut (*Atrophie*)	Haut produziert weniger Kollagen und wird dünner und anfälliger für Verletzungen.	Altersgerechte Wirkstärke und nicht mehr als einmal pro Tag anwenden. Wirkstärke und Dauer der Anwendung gemeinsam mit der Ärztin oder dem Arzt festlegen.
Tritt gelegentlich auf	Gefäßerweiterung (*Teleangiektasien*)	Feine Äderchen werden sichtbar in der Haut, tritt v. a. an dünner Haut im Gesicht (Augenlider) und in Hautfalten (Ellen-, Kniebeugen) auf.	
Tritt gelegentlich auf	Steroidrosazea oder Steroidakne	Im Gesicht entstehen hartnäckige Entzündungen und rote Pickel	Im Gesicht treten öfter Nebenwirkungen auf. Daher nur kurze Zeit schwächere Kortisoncremes anwenden.
Tritt selten auf	Kortisonallergie (Allergisches Kontaktekzem)	Wird die Hautentzündung bei Verwendung von Kortisoncreme schlechter, kann eine Allergie dahinterstecken.	Bei bekannter Allergie Inhaltsstoffe vor der Anwendung checken. Bei Verdacht Anwendung stoppen und Allergietest in der Arztpraxis machen lassen.
Tritt sehr selten auf	Entzündliche Knoten (*Granuloma gluteale infantum*)	Im Windelbereich treten dicke, rote Knoten auf. Ursache: feuchte Windeln, Durchfälle plus die Anwendung von Kortisoncreme	Im Windelbereich ist das Risiko für Nebenwirkungen von Kortisoncremes besonders hoch. Daher kein Kortison im Windelbereich.

Diese Abwägung von Nutzen und Risiko ist für uns Ärztinnen und Ärzte ein wichtiger Teil unseres Jobs. Auf der Suche nach dem richtigen Medikament überlegen wir uns jedes Mal genau, welchen Nutzen eine Patientin oder ein Patient von einem Wirkstoff hat und in welchem Verhältnis dieser Nutzen zu dem möglichen Risiko steht. Bei Kortisoncremes heißt das konkret: Die Entzündungen sollen sich bessern und die Haut soll dabei keinen Schaden nehmen. Dass Kortisoncremes wirksam Entzündungen behandeln, haben wir schon weiter oben besprochen. Nebenwirkungen durch Kortisoncremes treten bei korrekter Anwendung insgesamt sehr selten auf. Cremt man allerdings stärker wirksames Kortison über einen längeren Zeitraum oder schmiert man Kortisoncremes mehrmals pro Tag, steigt das Risiko für Nebenwirkungen. Je jünger das Kind ist, desto eher kommt es dabei zu unerwünschten Wirkungen. Besonders empfindlich auf Kortison reagieren dünne Hautstellen wie das Gesicht, die Hautfalten (Hals, Achseln, Leisten, Armbeugen, Kniekehlen) und der Bereich unter der Windel oder Unterhose. Lassen wir die Fakten sprechen, um das Risiko von Kortisoncremes möglichst objektiv zu beleuchten (siehe Tabelle). Dann kannst du selbst entscheiden, in welchem Verhältnis der Nutzen und das Risiko stehen.

Ich hoffe, dieses Kapitel hat dir zu mehr Wissen und einem besseren Bauchgefühl verholfen, damit du gelassener auf die Kortisontube drücken kannst, sollte das bei deinem Kind nötig sein.

Was können Kortisonersatzstoffe?

Stell dir vor, du bist Trainer einer Fußballmannschaft: Die Kortisoncremes sind deine Stammspielerinnen und -spieler, aber du hast auch noch die Reservegruppe auf der Ersatzbank. Die Kortisoncremes sind immer dann bereit, wenn es darauf ankommt, Hautentzündungen effektiv zu behandeln. Doch manchmal gibt es Situationen, in denen Spezialisten gefragt sind, und dann werden die sogenannten Calcineurin-Inhibitoren eingewechselt. Diese Spieler werden zum Beispiel dann eingesetzt, wenn besonders sensible Stellen an der Haut behandelt werden müssen – Stellen also, an denen man lieber die Finger von der Kortisoncreme lässt.

Die Kortisonersatzstoffe haben den umständlichen Namen Calcineurin-Inhibitoren, denn sie blockieren Calcineurin, einen Stoff im Körper, der wichtig für Entzündungen ist. Die entzündungshemmende Wirkung ist im Vergleich zu Kortison zwar schwächer, aber dafür kommt es nicht zu Kortisonnebenwirkungen. In Deutschland kann man zwischen zwei Wirkstoffen wählen: Es gibt das etwas stärkere Tacrolimus und Pimecrolimus, den Juniorpartner, der schon bei Babys eingesetzt werden kann, weil er so gut vertragen wird.

Viele Eltern, die sich nicht zu den Kortisonfans zählen, würden die Kortisonersatzstoffe am liebsten direkt auf alle entzündeten Hautstellen ihres Kindes schmieren. Ich kann den Gedankengang natürlich nachvollziehen, aber es ist wichtig zu wissen, dass die Wirkung der Kortisonersatzstoffe für einige Hautprobleme schlicht zu schwach ist. Es ist aber eine super Alternative bei leichten Entzündungen und an besonders empfindlichen Stellen, wie im Gesicht oder im Intimbereich. Und im Gegensatz zu Kortisoncremes spricht auch nichts gegen eine längere Anwendung.

Und wichtig: Während der Behandlung mit Kortisonersatzstoffen ist guter Sonnenschutz Pflicht.

Proaktive Behandlung

»Die Neurodermitisschübe kommen immer wieder, soll ich etwa ununterbrochen Kortisoncreme schmieren?« Viele Eltern fragen sich zurecht, ob es klug ist, eine lang andauernde Hautkrankheit wie Neurodermitis dauerhaft mit Kortisoncreme zu behandeln. Die Antwort ist: Nein!

Es gibt aber eine spezielle Technik, um die Gesamtmenge des eingesetzten Kortisons niedrig zu halten und trotzdem eine nachhaltige Besserung zu erreichen. Und dabei wird sogar die Hautbarriere gestärkt. Der Schlüssel zu langem Hautfrieden ist die proaktive Therapie. Die Idee ist wie folgt: Erst wird die Entzündung durch tägliches Cremen intensiv bekämpft. Haben Entzündung und Juckreiz nachgelassen, wird durch regelmäßiges Auftragen einer entzündungshemmenden Creme dafür gesorgt, dass ein Wiederaufflammen schon im Keim erstickt wird. Dafür wird die Creme auf die häufig betroffenen Hautstellen aufgetragen, auch wenn weit und breit keine Entzündung zu sehen ist. Der Clou ist dabei, dass die entzündungshemmende Creme nicht täglich, sondern nur zweimal pro Woche, zum Beispiel samstags und mittwochs, aufgetragen wird. Dabei treten keine Nebenwirkungen auf, weil die Haut genug Zeit hat, sich zwischen den Anwendungen von der Kortisoncreme zu erholen. Wenn die proaktive Therapie für dein Kind gut funktioniert, spricht nichts dagegen, sie mehrere Monate lang durchzuziehen.

Neben den Kortisoncremes können für die proaktive Therapie aber auch Kortisonersatzstoffe effektiv eingesetzt werden. Wenn dein Kind die proaktive Therapie noch nicht ausprobiert hat, frag am besten gleich deine Hautärztin oder deinen Hautarzt, ob sie auch für dein Kind eine Möglichkeit ist.

Tabletten und Spritzen

Wenn Cremes nicht ausreichen, gibt es auch Behandlungen mit Tabletten oder Spritzen. Bei der Neurodermitis-Behandlung hat sich in den letzten Jahren wahnsinnig viel getan. Um dieses wichtige Thema zu beleuchten, haben wir uns Hilfe von einem ausgewiesenen Fachmann geholt. Privatdozent Dr. med. Andreas Pinter erforscht seit vielen Jahren die Wirkung neuer Hautmedikamente und leitet die Studienzentrale der Hautklinik am Universitätsklinikum Frankfurt am Main.

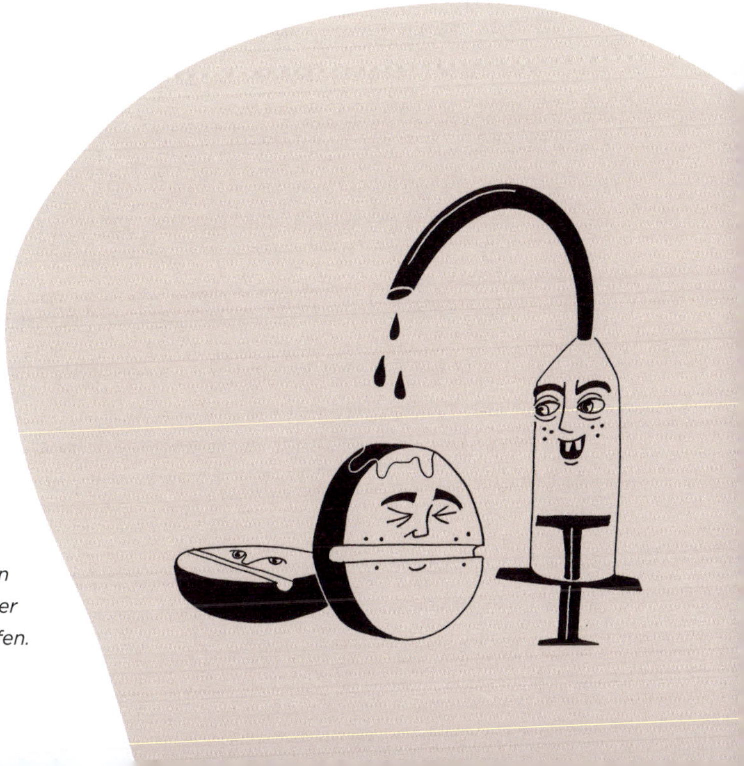

Wenn Cremes an ihre Grenzen kommen, können Tabletten oder Spritzen bei Neurodermitis helfen.

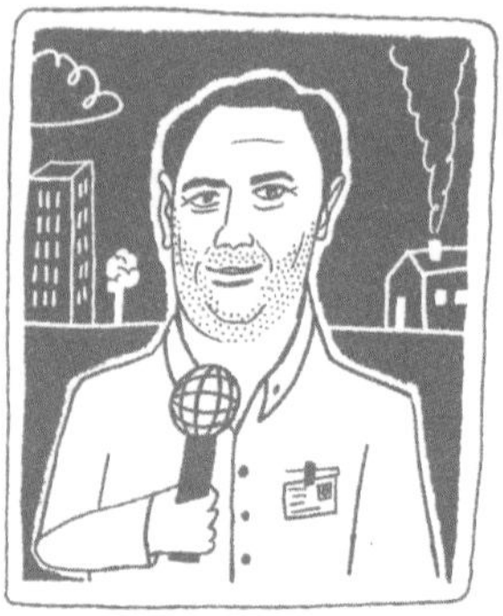

Im Interview mit Andreas

Felix: Hi Andreas, vielen Dank, dass du dir Zeit nimmst, um uns die neuen Therapien bei Neurodermitis vorzustellen!

Andreas: Hallo Felix, gern! Das ist ja auch ein echt spannendes Thema.

Felix: Wie hat sich die Behandlung der Neurodermitis in den letzten zehn Jahren verändert?

Andreas: Die Behandlung der Neurodermitis ist viel wirksamer und vor allem viel verträglicher geworden. Bis vor einigen Jahren war Kortison das Mittel der Wahl. Heute stehen schwer betroffenen Kindern und Jugendlichen viele verschiedene Medikamente zur Verfügung. Die Behandlung ist sehr sicher und kann deshalb auch über eine lange Dauer durchgeführt werden. Das ist gerade für Kinder, die ja früh im Leben erkranken, wichtig.

Felix: Was sind das für neue Therapien?

Andreas: Bei schwerer Neurodermitis, bei denen Cremes an ihre Grenzen kommen, können wir heute modernste Therapien einsetzen. Auf der einen Seite sind das sogenannte Januskinase-Inhibitoren, die Entzündungen im Körper etwas breiter unterdrücken. Auf der anderen Seite haben wir seit einigen Jahren hochspezifische Antikörperbehandlungen, sogenannte Biologika, zur Verfügung. Das sind Wirkstoffe, die einzelne Botenstoffe des Immunsystems sehr zielgenau aus dem Verkehr ziehen. Ohne diese Botenstoffe flaut die Entzündung ab.

Felix: Was sind die Vorteile gegenüber den älteren Behandlungen?

Andreas: Beide modernen Therapieansätze wirken sehr effizient und wir schaffen es, dass etwa sieben von zehn Kindern, die damit behandelt werden, schon nach wenigen Wochen eine deutliche Besserung der Neurodermitis erfahren. Die Behandlung passt sich heute mehr den Bedürfnissen der Kinder an als umgekehrt.

Felix: Also eine Behandlung, die genau auf mein Kind abgestimmt wird?

Andreas: Genau. Manche Wirkstoffe können so eingenommen werden, dass die Behandlung auf das jeweilige Erkrankungsmuster passt. Wenn die Neurodermitis zum Beispiel nur in den Wintermonaten schlimm ist, kann man ein Kind auch nur dann behandeln. Das restliche Jahr über wird pausiert.

Felix: Kinder mit Neurodermitis haben ja häufig Allergien. Helfen die Behandlungen da auch?

Andreas: Ja! Es gibt erste Hinweise, dass sogar Begleiterkrankungen wie Allergien oder Asthma bei Betroffenen, die früh genug behandelt werden, verbessert werden können. Für mich spricht das klar für den Einsatz solcher modernen Therapien auch bei jüngeren Patientinnen und Patienten, um unnötiges Leid zu verhindern.

Felix: Das hört sich super an. Aber wie ist es mit Nebenwirkungen?

Andreas: Klar, wie alle medizinischen Behandlungen gibt es auch hier Nebenwirkungen. Der Sinn der Behandlungen ist ja, das Immunsystem, das bei der Neurodermitis überaktiv ist, zu normalisieren. Meist gelingt das auch sehr gut. Manchmal wird es aber zu stark gehemmt, was sich durch ein vermehrtes Auftreten von Infektionen oder Augenentzündungen zeigt.

Felix: Moment, die Behandlung kann mein Kind krank machen?

Andreas: Bei etwa 10 bis 20 Prozent der Patientinnen und Patienten sehen wir eine erhöhte Rate von Infektionen. Konkret bedeutet das, dass ein Kind häufiger Erkältungsbeschwerden hat. Die Augenentzündung ist nur leicht ausgeprägt und gut behandelbar. Und mit allen Nebenwirkungen ist Schluss, sobald man die Behandlung beendet.

Felix: Okay, dann leuchtet natürlich auch ein, dass nur Kinder mit einer schweren Neurodermitis die Behandlungen bekommen sollten.

Andreas: Genau. Hinzu kommt, dass bei einigen Wirkstoffen das Blut regelmäßig kontrolliert werden muss. Das ist natürlich ein zusätzlicher Aufwand.

Felix: Wie, glaubst du, sieht die Neurodermitistherapie der Zukunft aus?

Andreas: Ich würde sagen, wir sind schon mittendrin in der Neurodermitistherapie der Zukunft. In den nächsten Jahren werden wir noch individuellere und zielgenauere Behandlungen sehen. Die Neurodermitis wird immer mehr in den Hintergrund rücken, damit sich die Familien auf die schönen Dinge im Leben konzentrieren können.

Die Hausmittel der Natur

In der traditionellen chinesischen Medizin und dem Ayurveda, der indischen Heilkunst, ist die Anwendung von Pflanzen zur Unterstützung der Hautgesundheit seit über 3000 Jahren fest verankert. Seit dem Mittelalter wurden Heilkräuter auch in Europa in Klostergärten kultiviert und erforscht. Hildegard von Bingen ist nur einer der vielen klugen Köpfen, die wussten, wie man die Mittel der Natur so nutzt, dass sie uns Menschen hilft.

Warum sollten moderne Menschen wie wir nicht auch von diesem Wissen profitieren? Zusammen mit unserer Kollegin, der Kinderärztin Dr. Catharina Amarell, haben wir deshalb vier natürliche Wirkstoffe herausgesucht, die du bei leichten Hautentzündungen bei deinem Kind mit Neurodermitis ausprobieren kannst.

Wenn du also gut informiert bist, kannst du mit den richtigen Mitteln, Cremes und Maßnahmen sehr viel Gutes für die Haut deines Kindes mit Neurodermitis tun. Allerdings gibt es Grenzen: In manchen Fällen solltest du dir ärztlichen Rat holen.

Dann braucht es ärztlichen Rat

- **Fieber:** Wenn dein Kind Temperaturen über 38 Grad Celsius (unter 3 Monate) beziehungsweise 38,5 Grad Celsius (über 3 Monate) entwickelt
- **Nässende Wunden:** Wenn die Hautstellen anfangen zu nässen oder gelbe Krusten zu sehen sind
- **Bläschen auf der entzündeten Haut:** Wenn sich Bläschen bilden und dein Kind krank wirkt
- **Verschlechterung:** Wenn die Hautveränderungen trotz der Behandlung weiter an Größe zunehmen
- **Rötung von Kopf bis Fuß:** Wenn die Haut großflächig entzündet ist
- **Starker, anhaltender Juckreiz:** Wenn der Juckreiz trotz Hausmittel und Pflegeprodukten nicht nachlässt
- **Schlafstörungen:** Wenn der Juckreiz den Schlaf deines Kindes so stark beeinträchtigt, dass es tagsüber müde und erschöpft ist
- **Psychische Belastung:** Wenn der Juckreiz zu starker psychischer Belastung bei deinem Kind oder bei dir führt

TIPP

Natürliche Wirkstoffe zur Linderung der Beschwerden bei Neurodermitis

Ballonrebe *(Cardiospermum halicacabum)*

- **Wirkung:** Lindert Entzündungen und Juckreiz
- **Anwendung:** In Cremeform mehrmals täglich auf die betroffenen Hautstellen auftragen
- **Erhältlich in:** Apotheke, Reformhaus
- **Achtung:** Nicht bei offenen Hautwunden oder bei bakteriellen Infektionen anwenden

Bittersüßer Nachtschatten *(Solanum dulcamara)*

- **Wirkung:** Entzündungshemmend, antimikrobiell, juckreizstillend
- **Anwendung:** In Cremeform mehrmals täglich auf gereizte Hautstellen auftragen
- **Erhältlich in:** Apotheke, Reformhaus
- **Achtung:** Nicht auf Hautwunden auftragen. Eigene Zubereitungen sind nicht empfohlen, weil der bittersüße Nachtschatten in hohen Dosen giftig ist

Blutwurz *(Potentilla officinalis)*

- **Wirkung:** Austrocknend, antimikrobiell und wundheilend
- **Anwendung:** Creme kurzzeitig mehrmals täglich auf die betroffenen Stellen auftragen. Wirkt auch gut bei nässenden Hautentzündungen
- **Erhältlich in:** Apotheke, Reformhaus

Nachtkerze *(Oenothera biennis)*

- **Wirkung:** Stärkt die Hautbarriere und reduziert Bakterien
- **Anwendung:** Mehrmals täglich als Creme auftragen oder als Badeöl verwenden
- **Erhältlich in:** Apotheke, Reformhaus
- **Bemerkung:** Nachtkerze enthält wertvolle Omega-6-Fettsäuren (Gamma-Linolensäure), die der Haut guttun

Rote, schuppende Haut ist nicht immer Neurodermitis

Die Haut ist rot und juckt vielleicht sogar? Da denkt man bei einem Kind gleich an eine Neurodermitis. Doch es gibt eine Reihe von Hauterkrankungen, die zwar auf den ersten Blick Ähnlichkeiten mit einer Neurodermitis haben, die aber tatsächlich ganz andere Ursachen haben. Woran du häufige Hautprobleme bei Kindern wie gewöhnliche Hautreizungen, eine harmlose Reibeisenhaut oder auch eine Schuppenflechte erkennst, und wie du deinem Kind helfen kannst, liest du hier.

Schuppenflechte

Vor ein paar Jahren ist einmal ein Junge zu mir in die Sprechstunde gekommen. Nachdem er jahrelang nichts gegen seine Schuppenflechte *(Psoriasis vulgaris)* getan hatte, konnten seine Eltern ihn irgendwann doch überreden, sich Hilfe zu suchen. Schon als er durch die Tür kam, spürte ich, wie niedergeschlagen und hoffnungslos er war. Seine Haut war besonders an den Armen, den Beinen und an der Kopfhaut mit dicken weißen Krusten übersät, viele Stellen waren außerdem knallrot und stark entzündet. Zögernd erzählte er mir, dass er sich wegen seiner Hauterkrankung kaum mehr zur Schule traue. Weil er die angeekelten Blicke und doofen Sprüche seiner Klassenkameradinnen und Klassenkameraden nicht mehr ertrug, lebte er im Keller des Hauses seiner Eltern und verbrachte seine Zeit fast ausschließlich mit seiner Playstation und tütenweise Chips.

Als ich ihn einige Monate später wiedersah, traute ich meinen Augen kaum: Mittlerweile hatten wir eine moderne Anti-Schuppenflechte Behandlung begonnen und von der Schuppenflechte war nichts mehr zu sehen. Der Junge war wie ausgewechselt. Vor mir stand ein ausgelassenes, selbstbewusstes Kind, das mir strahlend davon erzählte, wie sehr er sich auf den bevorstehenden Urlaub mit seiner Mutter an der Ostsee freue. Außerdem spielte er wieder Basketball mit seinen Kumpels und hatte sogar begonnen, im Schultheater mitzuspielen. Das alles in so kurzer Zeit! Mit Tränen in den Augen umarmte er mich und bedankte sich tausendmal für die Behandlung, die sein Leben verändert hatte. Diese Geschichte werde ich nie wieder vergessen. Ich finde, dass man von ihr viel über die Schuppenflechte lernen kann.

Kennst du das, wenn du einen peinlichen Ketchup-Fleck auf dem T-Shirt hast und denkst, dass alle ständig auf diese Stelle starren? Stell dir vor, du hast große rote Hautentzündungen, die sich so sehr schuppen, dass du überall, wo du dich aufhältst, kleine weiße Hautfitzelchen zurücklässt, wenn du dich bewegst. Natürlich fällt das deinen Mitmenschen auf, weshalb sich Betroffene oft für ihre Hautentzündungen schämen. Wenn die richtige Behandlung nicht schnell genug begonnen wird, ziehen sich Menschen mit Schuppenflechte häufig in ihr Schneckenhaus zurück. Dabei ist Schuppenflechte zu null Prozent ansteckend. Und vor schuppenden Hautstellen braucht sich auch niemand zu ekeln. Für alle, die nicht betroffen sind, ist es deswegen so wichtig, dass wir erkrankte Kinder nicht wie Menschen zweiter Klasse behandeln, sondern ihnen zeigen, dass sie mehr für uns sind als entzündete Haut.

Wie bei der Neurodermitis sind auch bei der Schuppenflechte die Gene schuld. Wenn dann bestimmte Umweltfaktoren zum Zuge kommen, wie bakterielle (oder virale) Infekte, Verletzungen der Haut, Stress oder bestimmte Medikamente, wird das Immunsystem aktiviert, was dazu führt, dass die Hauterneuerung Vollgas gibt. Normalerweise braucht die oberste Hautschicht einen ganzen Monat, um sich einmal komplett zu erneuern. Bei der Schuppenflechte ist die Hauterneuerung jedoch auf wenige Tage verkürzt. Dadurch bleibt den Hornzellen nicht genug Zeit, vernünftig zu reifen und an der Hautoberfläche abgeschilfert zu werden. Stattdessen verwandeln sich die Hautschuppen in dicke, festhaftende Schuppenplatten. Bei Schuppenflechte sieht die Haut oft aus, als hätte jemand mit Lineal und Pinsel gearbeitet – die entzündeten Plaques sind so scharf begrenzt, dass sie fast wie aufgemalt wirken. Viele Kinder stört neben dem komischen Aussehen aber vor allem der Juckreiz.

Leider sind die Hautentzündungen und der Juckreiz noch nicht das Ende vom Lied. Kinder mit einer schweren Schuppenflechte haben zusätzlich ein höheres Risiko, Übergewicht, *Diabetes mellitus* und weitere Stoffwechselerkrankungen zu entwickeln. Und bei einigen Kindern kommt es zu Gelenkschmerzen an den Fingern oder am Rücken. Damit die Gelenke dennoch weiterhin gesund und funktionsfähig bleiben, ist es spätestens dann höchste Zeit für eine effektive Behandlung.

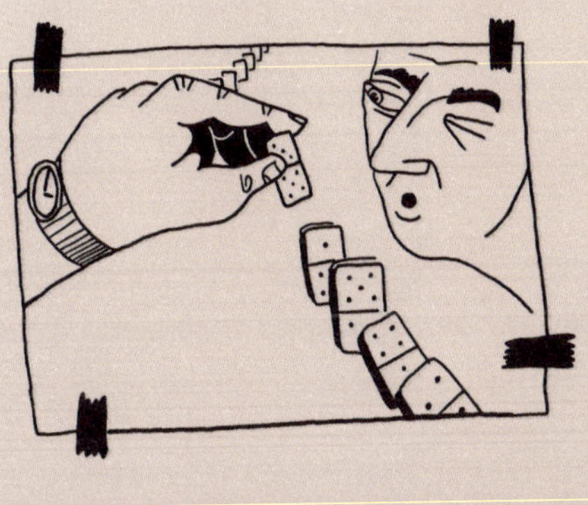

Die Behandlung unterbricht die Entzündung so, als ob man einen Stein aus der Dominokette entfernt.

Die Geschichte von dem jungen Mann zeigt, dass die Schuppenflechte viel Leid verursachen kann, aber auch, dass man ihr nicht hilflos ausgeliefert ist. Für kaum eine andere Hauterkrankungen gibt es heutzutage so effektive Behandlungen wie für die Schuppenflechte. Das veränderte Erbgut selbst kann man zwar nicht behandeln, aber man kann der Entzündung sehr wohl den Hahn abdrehen. Moderne Medikamente blockieren einzelne Botenstoffe der Immunzellen und wirken ganz ähnlich wie die neuen Neurodermitismedikamente, die uns Andreas weiter vorn im Buch vorgestellt hat. Ohne diese Botenstoffe geht der Entzündungsreaktion schnell die Puste aus und sie verpufft. Das läuft ungefähr so ab, wie wenn man am *Domino Day* einen Stein aus der Domino-Reihe entfernt. Durch die entstandene Lücke können sich die Steine nicht mehr gegenseitig umstoßen, und die Kettenreaktion ist vorbei. Und was am Domino Day für einen Aufschrei sorgen würde, bedeutet für Kinder mit Schuppenflechte: endlich durchatmen.

Wenn dein Kind (oder du selbst) eine Schuppenflechte hat, zögere nicht und lass dich von einem guten Hautarzt beraten. Es gibt nämlich für alle Schweregrade sehr wirksame und sichere Behandlungen, von Cremes über Schäume bis zu Tabletten und Spritzen. Da ist auch für dein Kind das Richtige dabei!

	Schuppenflechte	Neurodermitis
Häufigkeit bei Kindern	Seltener (0,71% der unter 18-Jährigen)[46]	Häufig (16,2% bei Kindern unter 5 Jahren)[47]
Aussehen	Scharf begrenzte Rötung, eher erhaben, stärkere Schuppung	Unscharfe Rötungen, eher flach, trockene Haut, diskrete Schuppung Nässen, Krusten, Kratzspuren
Juckreiz	Gering	Stark
Typische Stellen	Kopfhaut, Gesicht, Ellenbogen, Knie, Bauchnabel, Genitalbereich und Hautfalten	Je nach Alter: Babys: Gesicht, Kopfhaut, Vorderseiten von Armen und Beinen, Rumpf Kinder: Gesicht, Hals, Ellenbeugen, Kniekehlen, Hände, Füße
Erhöhtes Risiko für	Nagelveränderungen, Gelenkentzündung, Übergewicht, Bluthochdruck, Stoffwechselerkrankungen, Darmerkrankungen	Bakterielle und virale Infektionen Allergien, Asthma, Heuschnupfen
Gehäufte Erkrankungen in der Familie	Schuppenflechte	Neurodermitis, Heuschnupfen, Asthma, Allergien

Hautreizung

Neben der Neurodermitis gibt es noch andere Ursachen für entzündete Kinderhaut. Der häufigste Grund dafür ist schlicht und banal: eine Hautreizung, auch irritativ-toxisches Kontaktekzem genannt. Es gibt Tausende Dinge, die die Haut reizen können. Händewaschen? Check. Schnupfnase? Check. Sabbern unter dem Schnuller? Doppelcheck. Sogar unschuldiges Lippenlecken kann zu einem »Lippenleckekzem« führen.

Bei Kindern ist die Haut dünn wie Papier. Deshalb kann der Kontakt mit den verschiedensten auf den ersten Blick harmlosen Umwelteinflüssen zu Reizungen führen. Bei den Auslösern gilt: Alles kann, nichts muss. Besonders Nässe in all ihren Formen schadet auf Dauer empfindlicher Kinderhaut – sei es Spucke, Wasser oder eine volle Windel, die zu lange nicht gewechselt wurde (Kapitel »Wickeln«, Seite 50 und »ABC der Popopflege«, Seite 52). Neben übermäßiger Feuchtigkeit kann auch wiederholte Reibung die Haut so reizen, dass sie sich entzündet. Auch der Waschzettel in der Kleidung, eine enge Leggings, ständiges Krabbeln oder Reiben an den Augen können, wenn sie über längere Zeit auf die Haut einwirken, Probleme verursachen.

Die Liste der Auslöser ist natürlich noch deutlich länger, weil prinzipiell alles in Frage kommt, was kontinuierlich reibt, scheuert oder die Haut auf andere Weise piesackt. Die Kombination aus Feuchtigkeit und Reibung ist für die Haut aber besonders mies. Deshalb ist die Haut im Intimbereich auch schnell beleidigt, wenn sie nicht gründlich bis in die letzte Falte gereinigt und die Windel oder später die Unterhose nicht regelmäßig gewechselt wird.

Damit sich die Haut beruhigt, muss als erstes der Auslöser gestoppt werden. Weil die Beschwerden immer da auftreten, wo die Haut gereizt wird, ist die Identifikation des Auslösers meist nicht schwer. Dann heißt es als Erstes: weniger Händewaschen oder nicht mehr mit der Zunge über die Lippen schlecken. Vielleicht musst du auch die Schere zücken und die Etiketten aus den Kleidungsstücken deines Kindes herausschneiden. Schau dir dein Kind genau an, beobachte es im Alltag. Womit kommen die gereizten Stellen ständig in Berührung? Und dann: weg damit. Wennn du feststellst, dass die Reizung durch eine bestimmte Gewohnheit provoziert wird, kann sich der Abschied vom Auslöser schwierig gestalten. So erfordert beispielsweise das Abgewöhnen von Über-die-Lippen-Schlecken nicht nur eine dicke Schutzschicht aus Salbe, sondern insbesondere eine ordentliche Portion Selbstdisziplin.

Was bei Hautreizungen durch Nässe zusätzlich hilft, ist, die Haut trockenzulegen. Dafür eignen sich hervorragend austrocknende Pasten oder Schüttelmixturen mit Zink, die du in der Apotheke oder im Drogeriemarkt findest. Die Geheimwaffe bei Hautreizungen sind aber Gerbstoffe: Sie werden künstlich oder aus Eichenrinde hergestellt und saugen wie ein Küchenpapier überschüssige Flüssigkeit auf. Gerbstoffe gibt es als Lotionen oder Pulver ohne Rezept in der Apotheke oder du machst ganz einfach zu Hause Umschläge oder Bäder mit schwarzem Tee. Er ist nämlich voll mit Gerbstoffen. Die genaue Anleitung dafür findest du im Kapitel »Die Hausmittel der Natur« ab Seite 114.

Zusätzlich hat die geschwächte Hautbarriere eine Stärkung verdient. Hier haben sich Pflegecremes mit hauteigenen Lipiden (wie Ceramiden) und natürlichen Barriereboostern wie Dexpanthenol oder Glycerin bewährt. Wenn die Hautreizungen trotz eurer Bemühungen nicht besser werden, macht bitte einen Termin bei eurer Hautärztin oder eurem Hautarzt. Er oder sie wird die Behandlung entweder mit entzündungsstillenden Cremes intensivieren oder nach einer anderen Ursache fahnden. In manchen Fällen kann sich nämlich in den Stellen ein Hefepilz eingenistet oder eine Kontaktallergie aufgepfropft haben.

Reibeisenhaut

Reibeisenhaut *(Keratosis pilaris)* kennst du bestimmt. Das sind diese vielen kleinen roten Pickelchen, die man häufig bei anderen Menschen im Schwimmbad sieht. Besonders sichtbar sind sie an Oberarmen oder Oberschenkeln. Wenn man mit der Hand über diese Stellen streicht, fühlen sie sich rau an, als wären Sandkörner in der Haut.

Reibeisenhaut ist eine der häufigsten Hauterscheinungen bei Kindern und Jugendlichen. Ich nenne sie ganz bewusst Hauterscheinung, weil sie viel zu harmlos ist, als dass man sie tatsächlich eine Erkrankung nennen könnte. Es handelt sich um eine Verhornungsstörung der Haut, bei der sich kleine Hornpfropfen um die feinen Härchen bilden. Deswegen kann die Reibeisenhaut auch überall am Körper auftreten, wo Haare wachsen – an Handflächen und Fußsohlen also nicht. Die Spitzen dieser Hornpfropfen ragen wie kleine Igelstacheln aus der Haut und sind für das sandpapierartige Gefühl verantwortlich.

Meist tauchen die ersten Anzeichen der Reibeisenhaut bereits in den ersten Lebensjahren auf. Die Stellen entwickeln sich langsam und breiten sich aus. In der Pubertät sind sie dann besonders gut sichtbar. Während sie bei den größeren Kindern (und bei uns Erwachsenen) an Oberarmen, Oberschenkeln und Gesäß am häufigsten zu finden ist, kommen die winzigen, rauen Pünktchen bei Säuglingen auch an den Unterschenkeln und im Gesicht vor. Im Gegensatz zu den größeren Kindern ist die Reibeisenhaut den Babys herzlich egal. Die Reibeisenhaut tut nicht weh, sie juckt nicht – aber die roten Punkte können beim Schwimmbadbesuch zu komischen Blicken führen.

Das ist auch der Grund, warum Eltern häufig einen Hautarzttermin für ihr Kind vereinbaren. Sie wünschen sich dann, dass die Haut glatter und geschmeidiger wird und die roten Punkte am besten ganz verschwinden. Aber die Enttäuschung ist groß, wenn sie erfahren, dass die Reibeisenhaut nicht heilbar ist. Es gibt aber einige Dinge, die man tun kann, um das Erscheinungsbild zu verbessern und das raue Reibeisengefühl abzumildern. Regelmäßige Hautpflege ist dabei das A und O. Und zur Wahrheit gehört auch, dass Eltern und Kind sich in Geduld üben müssen, da sich die Haut nur schrittweise bessert und selten vollständig glatt wird. Verschiedene Behandlungsmöglichkeiten bei Reibeisenhaut sind in der Tabelle aufgelistet.

Produktart	Konzentration	Funktionsweise bei Reibeisenhaut
Glycerin-Creme	5–15 %	Bindet Feuchtigkeit und macht die Haut geschmeidiger, hilft dabei, trockene Stellen zu lindern.
Dexpanthenol-Creme	5–10 %	Fördert die Hautregeneration und beruhigt gereizte Hautstellen.
Paraffinhaltige Produkte	Variabel (z. B. Vaseline)	Schützt die Haut vor Feuchtigkeitsverlust, bildet eine Barriere und sorgt für glatte Haut.
Harnstoff (Urea) für 2–6 Jahre	3–5 %	Wirkt als sanftes Peeling und entfernt überschüssige Hornhaut, fördert glattere Haut.
Harnstoff (Urea) ab 6 Jahre	5–10 %	Stärkeres Peeling, das tiefer in die Haut eindringt und vermehrtes Hornmaterial sanft abträgt.
Harnstoff (Urea) bis 20 %	bis 20 %	Wirkt intensiv bei *Keratosis pilaris* im Jugendalter und fördert die Hautregeneration.
Milchsäure	bis 12 %	Hilft, abgestorbene Hautzellen zu lösen, fördert eine glatte Hautoberfläche.
Entzündungshemmende Mittel (auf Rezept)	Variabel (unter ärztlicher Aufsicht)	Hilft bei ausgeprägten Rötungen und Entzündungen, sollte jedoch vorsichtig angewendet werden.

Kapitel 5

Von der Kita bis zur Einschulung

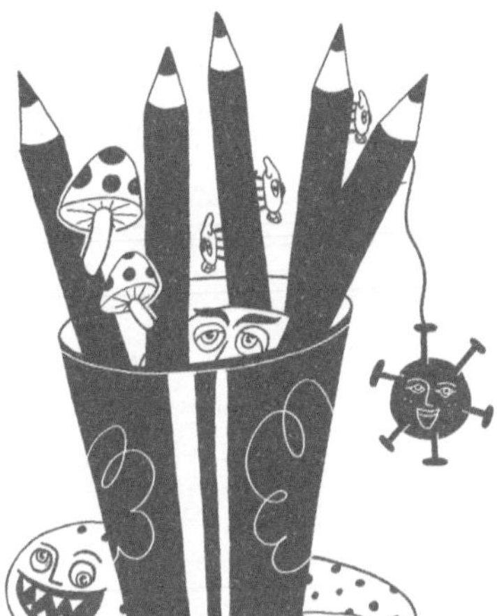

Ausschlagepidemien in der Kita

Willkommen in der Kita! Neben Singen, Basteln und Spielen steht regelmäßig ein neuer Keim auf dem Programm: Hand-Fuß-Mund-Krankheit, Masern, Ringelröteln oder Windpocken sind nur ein paar Infektionskrankheiten, die in der Eltern-Chatgruppe für Panik sorgen. Und kaum erholen sich alle von der letzten ansteckenden Viruskrankheit, rollt schon die nächste Infektionswelle an. Viele dieser Viren verursachen typische Zeichen an der Haut. Mit dem nötigen Wissen kannst du dem nächsten Kita-Keimfestival gelassen entgegensehen und weißt genau, was bei deinem Kind zu tun ist.

Hand-Fuß-Mund-Krankheit

Tati hat mir erzählt, dass sie vor Kurzem von drei Familien im Kindergarten gleichzeitig kontaktiert wurde. Das Besondere daran: Die Kinder, um die es dabei ging, gehen alle in dieselbe Gruppe. Bei allen Kindern waren ähnliche Beschwerden aufgefallen, nur ein Kind hatte zusätzlich zum Ausschlag Durchfall. Alle Eltern berichteten von einem unangenehmen Juckreiz an den Händen und Füßen ihrer Kinder. Obwohl so gut wie nichts zu sehen war, konnten die Kinder deshalb nächtelang nicht schlafen. Als Tatjana die Haut der Kinder genau unter die Lupe nahm, fielen ihr kleine rötliche Punkte am Po und an den Knien auf. Außerdem war an den Händen eine feine Schuppung der Haut zu sehen.

Wenn gleich mehrere Personen von ähnlichen Beschwerden berichten, gehen bei uns Ärztinnen und Ärzten die Alarmglocken an. Denn dann handelt es sich meist um etwas Ansteckendes. Die Hand-Fuß-Mund-Krankheit ist eine solche ansteckende Infektion. Sie wird unter anderem durch Darmviren verursacht, weshalb neben den Stellen an der Haut auch Darmprobleme auftauchen können. Die Diagnose ist manchmal ein bisschen schwierig zu stellen, weil die Stellen auf der Haut von verschiedenen Kindern ganz unterschiedlich aussehen können. Eine klassische Hand-Fuß-Mund-Krankheit erkennst du an Rötungen und kleinen Bläschen an den Hand- und Fußflächen. Wenn du in den Mund schaust, siehst du an der Mundschleimhaut außerdem kleine Bläschen und schmerzhafte Wunden.

Auf den Punkt gebracht: Die Hand-Fuß-Mund-Krankheit ist immer eine Verdächtige, wenn mehrere Kinder betroffen sind und man bei genauem Hinsehen Veränderungen an Händen, Füßen und im Mund entdeckt. Aber Moment, hatten die Kinder in Tatis Kita nicht auch Stellen am Po und an den Knien? Wie so oft liest auch diese Krankheit keine medizinischen Lehrbücher. Die Bläschen können nämlich auch an anderen Stellen der Haut auftreten.

Die gute Nachricht ist, dass die Erkrankung ungefährlich ist. Wie bei anderen Viruserkrankungen gibt es auch bei der Hand-Fuß-Mund-Krankheit keine spezielle Behandlung. Wichtig ist, auf die Bedürfnisse des Kindes zu achten und es entsprechend zu unterstützen. Die Wunden an der Mundschleimhaut können so schmerzhaft sein, dass sich die Kinder ohne Schmerzmittel mit dem Essen schwertun. Dafür gibt es Schmerzmittel-Säfte oder lindernde Gele in der Apotheke. Bei Durchfall hilft es, viel zu trinken. Kräutertees, Wasser oder verdünnter Apfelsaft sind bei Kindern ab einem Jahr eine gute Idee. Und bei Fieber hilft besonders Ruhe, ein gemütliches Plätzchen auf der Couch und eine Geschichte.

Besonders am Anfang ist die Hand-Fuß-Mund-Erkrankung extrem ansteckend. Die kleinen Hautbläschen enthalten unzählige Viruspartikel, aber auch über Stuhl und Speichel der Kinder kann die Krankheit übertragen werden. Damit sich andere Kinder nicht anstecken, sollten erkrankte Kinder bis zur vollständigen Abheilung der Bläschen an der Haut keine Kindergärten, Sportgruppen oder andere Gemeinschaftseinrichtungen besuchen. Wichtig zu wissen: Nachdem die Kinder die Erkrankung überstanden haben, also die Hautentzündungen, die Bläschen und die Wunden abgeheilt sind, schält sich häufig die Haut an Händen und Füßen. Nicht selten lösen sich nach einigen Wochen außerdem die Nägel an Händen und Zehen ab. Aber keine Sorge, sie wachsen problemlos wieder nach.

Dein Kind hat sich angesteckt oder war in einer Einrichtung mit erkrankten Kindern? Dann achte mehr als sonst auf eine gute Händehygiene. Du kannst das Übertragungsrisiko reduzieren, indem sich dein Kind nach jedem Toilettengang gründlich die Hände mit Seife wäscht. Und natürlich sollte Hautkontakt mit erkrankten Kindern möglichst vermieden werden. Sobald die Hand-Fuß-Mund-Krankheit aber ausgeheilt ist, sind Umarmen, Kuscheln und Raufen natürlich wieder erlaubt!

Ringelröteln

Als Hautärztin und Hautarzt bekommen Tatjana und ich fast täglich Nachrichten von besorgten Menschen aus dem Freundes- und Bekanntenkreis. »Kannst du dir das mal anschauen?« oder: »Ist das hier schlimm?« Begleitend fluten Fotos von Hautausschlägen unsere Postfächer. Auf der anderen Seite der Leitung wird oft nicht schlecht gestaunt, wenn wir ihnen postwendend die Diagnose ihres Kindes mitteilen. In Bayern, wo Tati und ich gemeinsam unsere Facharztausbildung absolviert haben, nennt man Hautärztinnen und -ärzte nicht umsonst »Guckärzte«. Wenn das Foto also Rötungen in Ringelform zeigt, ist das Rätsel meist schnell gelöst. Ringelröteln erkennt man nämlich auf den ersten Blick an ihrem einzigartigen Aussehen.

Ringelröteln sind so häufig, weil das Virus, das sie verursacht, hochansteckend ist. Übertragungswege der Viren sind entweder kleine Spucketröpfchen, die Kinder beim Sprechen durch die Luft schleudern, oder gemeinsam benutzte Gegenstände. Wenn infizierte Kinder also zum Beispiel Türklinken, Handtücher oder Spielzeug miteinander teilen, kommt es schnell zum Ringelrötelausbruch in der Kita.

Wenn sich ein Kind das Virus eingefangen hat, heißt das übrigens nicht zwangsläufig, dass es auch tatsächlich Ringelröteln auf der Haut bekommt. Nur jedes zweite infizierte Kind entwickelt die typischen Beschwerden.[48] Ein bis zwei Wochen nach der Ansteckung entsteht eine Rötung an den Wangen, die nicht umsonst den brutalen Beinamen »Ohrfeigen-Ausschlag« verpasst bekommen hat. Wenige Tage später entstehen dann Ausschläge an den Armen und Beinen, manchmal auch am Oberkörper. Die Ausschläge haben ein besonderes, ringförmiges Aussehen: Manche sagen, sie erinnern an Karnevalsgirlanden, für andere sehen sie wie Schmetterlinge aus.

Abgesehen vom imposanten Aussehen merken die Kinder von den Ausschlägen meist nichts. Nur selten treten Fieber oder Gliederschmerzen auf. Nach etwa einer Woche ist der Spuk dann vorbei und dein Kind ist lebenslang vor den Ringelröteln geschützt. Weil der Kinderkörper die Infektion gut allein wegstecken kann, ist eine besondere Behandlung bei Ringelröteln nicht nötig.

Es ist übrigens praktisch ein Ding der Unmöglichkeit, Ansteckungen mit dem Ringelrötelnvirus zu vermeiden. Noch vor den ersten Anzeichen an der Haut sind die Kinder nämlich am ansteckendsten. Sieht man den Ausschlag, besteht keine Ansteckungsgefahr mehr. Theoretisch kann also jedes Kind, das heute noch quietschfidel im Kindergarten herumspringt, infiziert sein und den Kindergeburtstag in ein Super-Spreader-Event verwandeln. Deswegen überrascht es niemanden, dass zwei Drittel der Jugendlichen die Erkrankung irgendwann durchgemacht haben.

Für dein Kind sind Ringelröteln nur eine weitere Etappe beim Großwerden. Nach einer durchgemachten Infektion folgt der lebenslange Schutz, und dann gehören Ringelröteln der Vergangenheit an. Bei Schwangeren können sie aber ernsthafte Probleme auslösen. Wenn es vor der 20. Schwangerschaftswoche zu einer Infektion kommt, können die Viren zu gesundheitlichen Schäden beim ungeborenen Kind führen. Wenn du also schwanger bist und dein Kind Ringelröteln hat, wende dich bitte an deine Frauenärztin oder deinen Frauenarzt.

Drei-Tage-Fieber

Erinnerst du dich an den Elektro-Klassiker »Drei Tage wach«? Dieser Song lief 2008 rauf und runter in den Clubs unserer Stadt. Damals als 18-Jähriger hätte ich mir nicht vorstellen können, dass das Thema »Drei Tage wach« viele Jahre später noch einmal brandaktuell werden sollte. Als junger Vater mit chronischem Schlafmangel fühle ich mich tatsächlich oft wie damals nach durchzechten Partynächten. Es gibt aber noch einen anderen Grund, der Eltern drei Nächte in Folge den Schlaf rauben kann: das Drei-Tage-Fieber.

Das Drei-Tage-Fieber ist eine häufige Erkrankung bei Kleinkindern, die zu hohem Fieber in Kombination mit einem Hautausschlag führt. Übertragen wird das Drei-Tage-Fieber über kleinste Spucketröpfchen, die infizierte Kinder beim Sprechen, Niesen oder Husten in der Luft versprühen. Nach der Infektion vergehen ein bis zwei beschwerdefreie Wochen, bis sich die Erkrankung schlagartig mit hohem Fieber bemerkbar macht. Manchen Kindern geht es dabei richtig schlecht; schlaflose Nächte sind vorprogrammiert. Bei einem von zehn Kindern kommt es sogar zu Fieberkrämpfen, also Muskelzucken, Bewusstseinsverlust und steif gestreckten Armen und Beinen.[49] Solche Fieberkrämpfe sind zwar für die Eltern ein Schock, die Scheinriesen sind aber weniger schlimm als sie aussehen. Trotzdem müssen Kinder, die einen Fieberkrampf hatten, ärztlich durchgecheckt werden.

Drei Tage nach seinem Beginn klingt das Fieber genauso schlagartig ab wie es kam. Der Fieber-Part des Drei-Tage-Fiebers ist vorbei; nun kommt der Ausschlag. An Brust, Bauch und Rücken entwickeln die Kinder rote Flecken, manchmal auch in der Mundhöhle. Gleichzeitig klagen viele Kinder über Halsschmerzen, einen roten Rachen, Husten oder Durchfall. Wie das Fieber verschwindet auch der Ausschlag nach zwei bis drei Tagen von ganz allein. Die Kinder können aber noch eine Weile erschöpft und quengelig sein.

Gegen das Drei-Tage-Fieber gibt es weder eine spezielle Behandlung noch eine Impfung. Bei Fieber hilft generell vor allem Ruhe und Schonen.Verliert dein Kind durch Schwitzen viel Flüssigkeit, biete ihm regelmäßig Getränke an. Ausnahmsweise kann das auch Saft, Limonade oder Kakao sein – Hauptsache, dein Kind trinkt genug. Fröstelt es, ziehe es ruhig etwas wärmer an und decke es zu. Glüht und schwitzt es, sind luftige Bekleidung und Wadenwickel angenehm. Zusätzliches Lüften oder ein kleiner Spaziergang draußen sorgen oft dafür, dass es deinem Kleinen wieder besser geht. Dauert das Fieber länger an oder ist es sehr hoch und dein Kind wirkt schlapp und krank, dann kannst du auch ein fiebersenkendes Medikament geben. Fürsorge und Zuwendung sind oftmals die beste Medizin.

TIPP

Wadenwickel bei Fieber

Was du beachten solltest:

- Wenn dein Kind Fieber über 38,5 Grad Celsius hat und es ihm dabei nicht gut geht
- Nicht für Kinder unter drei Monaten
- Keine Wadenwickel, wenn das Kind kalte Hände oder Füße hat
- Wadenwickel entfernen, wenn sie deinem Kind unangenehm sind, es friert oder zittert

Du brauchst:

- 2 Tücher aus Baumwolle (zum Beispiel Geschirrtücher)
- 1 Handtuch
- Handwarmes Leitungswasser

So geht's:

1. Tauche ein Baumwoll- oder Leinentuch in handwarmes Wasser und wringe es gut aus. Das Tuch sollte feucht, aber nicht triefend nass sein. Wickele das feuchte Tuch um die Unterschenkel deines Kindes.
2. Nimm ein zweites, etwas größeres Tuch und wickele es trocken um das feuchte Tuch. Es saugt überschüssige Flüssigkeit auf und dient als Zwischenlage.
3. Wickele abschließend ein Handtuch um das Bein, um die Wickel zu fixieren und die Wärme zu halten.
4. Lass dein Kind sich hinlegen und decke es mit einer leichten Decke zu. Die Wickel bleiben auf den Waden, bis sie körperwarm geworden sind (bei kleinen Kindern circa 10 Minuten, bei älteren 20 bis 30 Minuten).
   Bei Bedarf kannst du die Wickel ein- oder zweimal erneuern.

Scharlach

Kein Witz: Ohne Scharlach gäbe es keine Scarlett Johansson. Und ohne Scarlett Johansson gäbe es kein *Lost in Translation* und weniger Gossip aus Hollywood. Natürlich könnte man jetzt auch hypothetisieren, dass es ohne Scharlach keinen von uns gäbe und alles anders gekommen wäre. Aber das sind bloße Hirngespinste. Bei Scarlett Johansson besteht kein Zweifel: Ihr Name geht nämlich auf Scharlach zurück. Scarlett, zu Deutsch Scharlachrot, beschreibt die Farbe der Hautveränderungen, die bei Scharlach auftreten: ein kräftiges, unverwechselbares Rot.

Scharlach beginnt im Rachen. Mit Brennen und Schmerzen, besonders beim Schlucken, macht er Kindern das Leben schwer. Die Papillen, also die kleinen Erhebungen auf der Zunge, schwellen an und verleihen der Oberfläche der Zunge ein Aussehen wie eine Erdbeere. Wenige Tage später überzieht ein feuerroter Hautausschlag den ganzen Körper. Der Ausschlag hat neben der scharlachroten Farbe eine besondere Oberfläche. Die vielen kleinen Flecken des Ausschlags fühlen sich rau an, wenn man mit dem Finger darüber streicht. »Scharlach sieht man nicht, sondern man fühlt ihn«: Diesen Spruch hatte ein ehemaliger Chefarzt von Tatjana bei Scharlach immer auf den Lippen. Besonderes Merkmal sind außerdem die Rötungen an den Wangen, während die Haut um den Mund herum eigenartig blass ist. Neben den Problemen an Haut und Schleimhäuten fühlen sich die Kinder oft hundeelend, haben Fieber, Schüttelfrost, und hängen in den Seilen.

Verantwortlich für Scharlach sind die Streptokokken. Das sind kugelförmige Bakterien, die sich aneinanderheften und Bakterienschnüre bilden, die unter dem Elektronenmikroskop wie eine Bakterien-Polonaise aussehen.

Es gibt zahlreiche Streptokokkenarten und alle haben unterschiedliche Mittel, uns Menschen das Leben schwer zu machen. Die Streptokokken, die für Scharlach verantwortlich sind, werden beim Niesen, Husten oder Sprechen in feinsten Spucketröpfchen durch die Luft gepustet und manchmal auch von einem Kind eingeatmet. Weil sich die Streptokokken im Rachen besonders wohlfühlen, nisten sie sich hier ein. Zum Dank

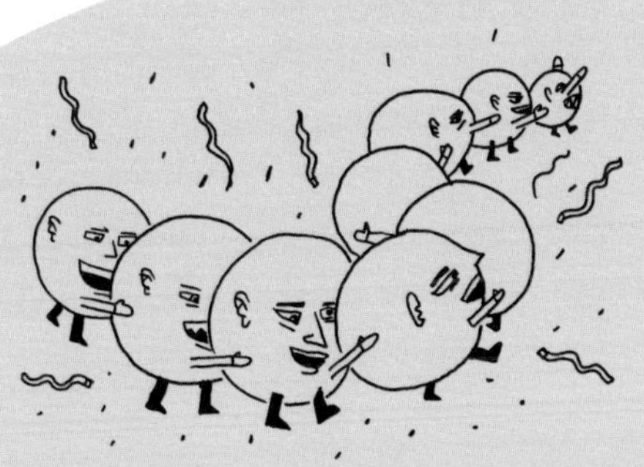

Unter dem Mikroskop sehen die Streptokokken aus, als tanzten sie eine Polonaise.

verursachen die Streptokokken brennende Schmerzen im Mund-Rachen-Raum und scheiden ein Toxin aus, das den typischen Hautausschlag und das Krankheitsgefühl verursacht.

Ja, die Streptokokken haben einiges an Power. Aber wir Menschen haben Antibiotika. Und die bekommen den Streptokokken gar nicht gut. Wenn eine innerliche Behandlung mit einem Antibiotikum begonnen wird, ist es mit der Streptokokken-Party schnell vorbei. Die antibiotische Therapie ist bei Scharlach ein echtes Muss. Schon 24 Stunden nach dem Therapiestart kann das betroffene Kind keine anderen Personen mehr anstecken. Dass den Streptokokken der Garaus gemacht wird, ist auch deshalb wichtig, weil nur abgetötete Streptokokken keine Chance mehr haben, das Herz und die Gelenke des Kindes zu schädigen. Bevor die antibiotische Therapie verfügbar war, standen bei Scharlach schwere Folgeschäden nämlich auf der Tagesordnung.

Windpocken

Früher, als wir Kinder waren, waren die Windpocken Standard. Sie gehörten zum Aufwachsen dazu, wie aufgeschürfte Knie. Irgendwann war für jeden der Tag gekommen, an dem man zusammen mit dem halben Kindergarten die Windpocken durchmachen musst – ein unangenehmes, aber auch unumgängliches Familienritual. Heute gibt es zum Glück eine Impfung gegen die Windpocken. Ich erinnere mich, dass ich die Neuigkeit von der Impfung etwas melancholisch aufgenommen habe. Es schien mir, als ob ein weiterer Teil einer »echten« Kindheit dasselbe Schicksal erleiden würde wie Telefonketten, Kassettenrekorder und Tamagotchis. Ich war skeptisch: Muss diese Impfung wirklich sein?

Bei den meisten Kindern heilen die Windpocken problemlos ab. Zur Wahrheit gehört aber auch, dass manche Kinder ernsthaft krank werden, wenn sie Windpocken bekommen. Das kann lebensbedrohlich werden. Wenn das Immunsystem mit dem Erreger nicht zurechtkommt, infizieren sich innere Organe wie Lunge oder Gehirn. Und dann wird aus der harmlosen Hautgeschichte ein Überlebenskampf auf der Intensivstation. Spätestens dann wünscht man sich, das Kind doch geimpft zu haben.

Angenehmer Nebeneffekt der Impfung ist übrigens auch ein reduziertes Risiko, später im Leben an Gürtelrose zu erkranken. Es gibt also zwei gute Gründe dafür, warum die Ständige Impfkommission (StiKo) die Windpockenimpfung seit August 2004 für alle Kinder und Jugendlichen empfiehlt. Konkret bedeutet das zwei Spritzen für dein Kind in den ersten zwei Lebensjahren.

Masern

Stell dir mal vor, du wärst ein Außerirdischer. Du sitzt in deinem UFO und nachdem du zweihundert Millionen Lichtjahre weit gereist bist und ganze Galaxien hinter dir gelassen hast, siehst du durch die Glaskuppel deiner fliegenden Untertasse einen kleinen blauen Punkt in der Ferne. Nein! Ist das Wasser? Und je näher du kommst, desto mehr fasziniert dich dieser Planet. Ozeane, Kontinente – und was ist das? Sind das nicht kleine Aliens, die auf zwei Beinen in der Gegend herummarschieren, einkaufen gehen und sich um kleine Baby-Aliens kümmern? Unglaublich, denkst du dir, wozu diese Aliens alles in der Lage sind: Sie haben riesige funkelnde Städte gebaut, mit Staudämmen die Natur gezähmt und ... was ist das? Mit länglichen Blechbüchsen fliegen sie sogar in der Gegend herum!

Zu Recht wärst du als Außerirdischer begeistert von all den Dingen, die wir Menschen auf die Beine gestellt haben. Aber neben all den Errungenschaften würdest du dich auch über manches wundern. Warum so viele Kinder eine Krankheit bekommen, die eigentlich doch schon längst ausgerottet sein könnte! Warum impfen die Eltern ihre Kinder nicht mehr? Haben sie etwa vergessen, dass bereits viele Millionen Kinder an Masern gestorben sind?

Masern werden durch ein Virus hervorgerufen, das über kleinste Tröpfchen von einem Kind zum nächsten übertragen wird. Die Tröpfchen, die beim Sprechen, Niesen oder Husten entstehen, können bis zu zwei Stunden in der Luft herumschwirren und anschließend immer noch ansteckend sein.[50] Das heißt, ein Kind kann Masern bekommen, nur weil es im selben Raum war wie zuvor ein anderes mit Masern infiziertes Kind. Masern sind fünfmal ansteckender als die Coronaviren 2021 und gehören folglich zu den ansteckendsten Krankheiten überhaupt.[51] Die Erkrankung läuft typischerweise so ab, dass die Kinder etwa zwei Wochen nach der Infektion grippeähnliche Beschwerden entwickeln, also Halsweh, Husten oder Fieber. Ein paar Tage später macht sich dann der typische Hautausschlag breit. In der folgenden Woche gehen die Beschwerden zurück, was aber für mehrere Monate bleibt, ist eine Im-

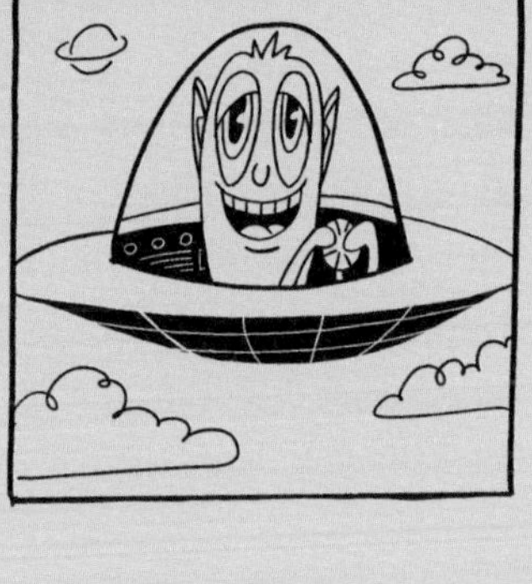

Ein Außerirdischer staunt: Geniale Erfindungen, aber warum vergessen sie das Impfen?

munschwäche, die das Kind empfänglich für Lungen- oder Mittelohrentzündungen oder Durchfallerkrankungen macht. Die gefürchtetste Komplikation einer Maserninfektion ist aber die Gehirnentzündung, von der besonders Kinder unter fünf Jahren betroffen sind. Schon zu Beginn der Beschwerden kommt es dabei zu Kopfschmerzen, Bewusstseinsstörungen und Koma. Eins von fünf Kindern stirbt, bei einem Drittel bleiben dauerhafte Hirnschäden zurück.[52]

Seit den 1980er-Jahren muss kein Kind mehr die Masern durchmachen. Es gibt nämlich eine Impfung, die so wirksam ist, dass sie die Erkrankung fast schon ausgerottet hatte. Konkret heißt das: keine toten Kinder und keine Hirnschäden mehr durch Masern. Leider kommt es in den letzten Jahren immer wieder zu Masernausbrüchen; 2024 wurden in Deutschland über 500 infizierte Kinder gemeldet.[53]

Erst Rotznase, dann Ausschlag

Der Körper produziert Ausschläge, die mich an eine böse Überraschung erinnern, die mir neulich widerfahren ist. Ich komme morgens gut gelaunt die Haustreppe hinunter, es ist ein Tag wie jeder andere. Das Treppenhaus riecht nach Kaffee, hinter den anderen Wohnungstüren hört man Kinder, die sich für die Schule fertigmachen. Im Hausflur komme ich an den Briefkästen vorbei. Nichtsahnend denke ich: »Vielleicht ist ja was Schönes herbeigeflattert« und fische den Briefkastenschlüssel aus meiner Hosentasche. Doch kaum ist das kleine Türchen aufgesperrt, kommt der Schock: Keine Postkarte von Oma, stattdessen wartet ein saftiger Strafzettel. Den Beschuldigungen nach bin ich wohl vor einigen Wochen zu schnell gefahren und schulde dem Polizeipräsidenten nun eine saftige Geldstrafe. Hastig stecke ich den Bescheid ein, die gute Laune ist passé. Und die ganze nächste Woche ärgere ich mich über das rausgeworfene Geld.

Was Strafzettel mit Ausschlägen auf Kinderhaut zu tun haben? Es gibt Phänomene auf der Haut, die aus heiterem Himmel auftauchen. Und wie bei einem Strafzettel liegt das auslösende Ereignis so lange zurück, dass man sich manchmal gar mehr daran erinnern kann. An Tag X passiert also etwas und eine Weile später, an Tag Y, kommt die Retourkutsche. Ausschläge, die in diese Kategorie gehören, sind die Röschenflechte und die Nesselsucht. Bei den Ausschlägen, die daher auch parainfektiöse Exantheme genannt werden, ist das ursächliche Ereignis oft ein harmloser Infekt. Einige Wochen später entwickeln sich dann kuriose Stellen auf der Haut, nämlich rote, schuppige Plaques bei der

Röschenflechte oder die charakteristischen Quaddeln bei der Nesselsucht. Ausschläge können aber auch kunterbunt sein und die wildesten Muster mit Eiterbeulen, Bläschen und Pickeln auf die Haut zaubern.

Weil die Ausschläge im Zusammenhang mit Infektionen auftreten, nennt man sie parainfektiös. Wichtig zu wissen ist, dass die Ausschläge nicht direkt durch einen Infektionserreger verursacht werden, sondern auf die Reaktion des Immunsystems auf diesen Erreger zurückgehen. Ist der Infekt überstanden, gehen oft mit etwas Verzögerung auch die Hauterscheinungen ganz von selbst zurück und die Haut ist wieder wie vorher.

Nesselsucht

Vielleicht erinnerst du dich an die Mastzellen. Im Kapitel »Nahrungsmittelallergien sind in aller Munde«, Seite 79, haben wir mit ihnen bereits Bekanntschaft gemacht. Das sind die Allergiezellen, die Histamin freisetzen, wenn sie durch die Kombination Allergen plus Antikörper aktiviert werden. Es gibt aber noch zahlreiche andere Wege, Mastzellen dazu zu bringen, ihr Histamin auszuschütten und Juckreiz, Quaddeln und dergleichen zu verursachen. Bei der Nesselsucht *(Urtikaria)* geht man davon aus, dass das bei den meisten Kindern durch harmlose Infektionen geschieht. Oft sind diese Infektionen sogar so harmlos, dass unsere Kinder davon gar nichts mitbekommen und weiterhin topfit wirken.

Stell dir vor, dein Kind ist in einem überfüllten Schulbus unterwegs. Es wackelt und lärmt und als wäre das noch nicht genug, niest ihm ein Mitschüler direkt ins Gesicht. Dein Kind kann nicht ausweichen und atmet gezwungenermaßen eine ganze Ladung Keime ein. Zum Glück ist das Immunsystem deines Kindes aber so stark, dass es mit diesem Ekelpaket ohne große Probleme fertig wird. Die Immunzellen beseitigen die Erreger, indem sie deren Schutzmembran mit mächtigen Enzymen auflösen. Ein Erreger mit Löchern in der Schutzmembran ist wie ein löchriger Luftballon. Er verliert seine Form, und der komplette Inhalt strömt nach draußen. Der Erreger »läuft aus« und damit ist es vorbei mit ihm. Die Infektion ist gebannt – aber auf einmal schwimmen im Blut unzählige virale oder bakterielle Zuckerketten, Proteine und sonstige Moleküle als sterbliche Überreste des Erregers herum.

Mit ein paar Tagen Verzögerung reagiert das Immunsystem auf den Keimmüll. Während der Aufräumarbeiten werden jedoch die Mastzellen unabsichtlich aktiviert. Und sie tun das, was sie am besten können: Sie schütten ihr Histamin und andere Entzündungsstoffe aus. An der Haut macht sich das wiederum mit juckenden Quaddeln und Hautschwellungen bemerkbar, die aussehen, als sei dein Kind in die Brennnesseln gefallen.

Neben dem Keimabfall gibt es noch eine ganze Reihe an Gründen, warum Mastzellen ihr Histamin ungefragt freisetzen und Nesselsucht verursachen. Die Mastzellen mancher Kinder können ihr Histamin kaum für sich behalten und schütten es aus, wenn die Haut durch physische Reize wie Druck, Wärme oder Kälte stimuliert wird. Außerdem gibt es das berühmte Phänomen, dass Histamin sogar durch Kratzen an der Haut freigesetzt werden kann. Bei Menschen mit entsprechender Neigung kann man mit dem Fingernagel Buchstaben auf die Haut kratzen, die einige Momente später als tastbare Quaddelschrift erscheinen. Über die juckende Inschrift freuen sich die Betroffenen ganz und gar nicht. Übrigens können die Quaddeln durch bestimmte Medikamente wie Aspirin, Ibuprofen, fiebersenkende Mittel und bestimmte Herztabletten (ACE-Hemmer) verstärkt werden. Das Gleiche gilt für emotionalen und körperlichen Stress.

Unangenehm aber ungefährlich

Wenn jemand von Nesselsucht betroffen ist, entwickelt er also zahlreiche juckende Quaddeln. Diese sind jedoch nicht wie bei den Brennnesseln auf eine Kontaktstelle beschränkt. Stattdessen können es nur einzelne sehr kleine Quaddeln sein oder sie bedecken große Hautflächen, sodass nur noch hier und da gesunde Haut hervorguckt. Zudem kann der Juckreiz bei der Nesselsucht so stark sein, dass Betroffene förmlich »an die Decke gehen«. Der Nesselsuchtjuckreiz fühlt sich dabei ganz anders an als Juckreiz zum Beispiel bei Mückenstichen. Kratzen bringt nichts, stattdessen reiben die betroffenen Kinder ihre Haut, um sich Linderung zu verschaffen.

Nesselsucht ist absolut keine Seltenheit. Die Wahrscheinlichkeit liegt bei etwa 20 Prozent, dass dein Kind sie im Laufe seines Lebens am eigenen Leibe kennenlernt.[54] Kinder mit Erkrankungen aus der Allergiefamilie (Neurodermitis, Asthma, Heuschnupfen) sind sogar noch häufiger betroffen. Die gute Nachricht ist aber: Nesselsucht ist total harmlos und geht in den allermeisten Fällen ganz von allein wieder weg.

Es ist kein Wunder, dass das Hauptsymptom »Juckende Quaddeln« viele zuerst an eine Allergie denken lässt. Aber es gibt einige entscheidende Hinweise, die uns helfen, die Diagnose Nesselsucht richtig zu stellen. Wichtigstes Unterscheidungsmerkmal: Eine Allergie beginnt innerhalb der ersten zwei Stunden nach dem Kontakt mit dem Allergen, zum Beispiel mit einem Erdnussflip. Sie endet, nachdem das Allergen verdaut oder ausgeschieden wurde, also normalerweise innerhalb eines Tages. Bei der Nesselsucht gibt es keinen nachvollziehbaren Zusammenhang mit einem Allergen und die Quaddeln begleiten das Kind wochen- oder monatelang. Ein wichtiger Unterschied ist auch, dass bei Allergien neben den juckenden Quaddeln zusätzliche Beschwerden auftreten, zum Beispiel Durchfall, Erbrechen, Atemnot oder Kreislaufprobleme. Diese kommen bei der Nesselsucht zum Glück nicht vor.

Außerdem bleiben die Quaddeln bei der Nesselsucht nie länger als 24 Stunden an derselben Stelle. Sie verschwinden an einer Stelle, um an einer anderen Stelle wieder aufzutauchen. Sie können nie stillhalten und sind immer in Bewegung. Den rastlosen Charakter der Quaddeln machen wir uns im Krankenhaus zunutze, um die Diagnose korrekt zu stellen. Dafür zeichnen wir den Umriss der Quaddeln mit einem Hautstift nach. Nach 24 Stunden schauen wir uns die Kritzelei erneut an. Wenn die Quaddeln mittlerweile aus dem Filzstiftkreis verschwunden und stattdessen an anderer Stelle zu finden sind: Bingo, dann haben wir unsere Diagnose.

Wenn die Quaddeln kürzer als sechs Wochen lang auftreten, sind wir Ärztinnen und Ärzte heutzutage ziemlich entspannt. Früher hat man alle Kinder mit Nesselsucht auf Herz und Nieren untersucht, um sicherzustellen, dass keine chronische Erkrankung oder Schlimmeres hinter den Beschwerden steckt. Man hat Tausende Kinder strapaziösen Untersuchungen unterzogen und was kam raus? Niente. Nada. Die Kinder sind kerngesund. Deswegen ist man dazu übergegangen, erst einmal abzuwarten.

Expertinnen und Experten für Nesselsucht empfehlen, ein Kind erst dann zu untersuchen, wenn die Quaddeln länger als sechs Wochen hartnäckig erscheinen oder begleitend Fieberattacken und starke Abgeschlagenheit auftreten. Die Untersuchungen sollen bisher unentdeckte Erkrankungen wie Autoimmunkrankheiten und chronische Entzündungen zutage fördern. Unter uns: In den meisten Fällen fallen auch diese Tests erfreulicherweise unauffällig aus. Nesselsucht haben viele Kinder also einfach so.

Zum Schluss erfährst du noch etwas über ein paar Maßnahmen, die du zur Linderung des Brennesselgefühls auf der Haut deines Kindes durchführen kannst. Als Erstes solltest du natürlich mit eurem Kinderarzt oder eurer Hautärztin die Nesselsucht besprechen und einen Therapieplan aufstellen. Die Therapie besteht im Kern daraus, Antihistaminika einzunehmen, die den Juckreiz und die Quaddeln so lange unterdrücken, bis das Immunsystem sich wieder beruhigt hat und die Quaddeln von allein abgeklungen sind. Antihistaminika unterdrücken die Histaminwirkung. Viele kennen sie auch unter dem

Namen »Allergietabletten«, zum Beispiel von der Behandlung von Heuschnupfen. Wähle zusammen mit der Ärztin oder dem Arzt ein modernes Antihistaminikum aus. Sie wirken gut gegen Quaddeln und machen dein Kind nicht müde. Kleiner Tipp: Lass dein Kind Antihistaminika gleich über einige Wochen jeden Tag einnehmen und nicht nur dann, wenn die Beschwerden auftauchen.

Kortisoncreme hilft bei der Nesselsucht übrigens nicht. Bis das Kortison seine Wirkung in der Haut entfaltet hat, haben sich die Quaddeln längst schon in eine andere Ecke der Haut verzogen.

Hingegen hilft eine klassische Zinkschüttelmixtur gut gegen den Juckreiz. Diese Creme bekommt ihr ohne Rezept in jeder Apotheke. Du kannst sie frisch gekühlt und gut geschüttelt mehrmals täglich auf die betroffenen Stellen auftragen – dein Kind wird es dir danken!

Röschenflechte

Der zweite häufige, parainfektiöse Ausschlag ist die Röschenflechte *(Pityriasis rosea)*. Der Anblick dieses Ausschlags, der mit viel Fantasie an kleine Rosen erinnert, muss irgendwann mal eine Hautärztin oder einen Hautarzt mit einem grünen Daumen veranlasst haben, der Röschenflechte ihren klangvollen Namen zu geben.

Die Röschenflechte ist häufig und total harmlos. Und das Beste ist: Die röschenartigen Flecken gehen von ganz allein wieder weg. Bevor es bei Kindern mit der Röschenflechte losgeht, haben sie wie bei der Nesselsucht in den Wochen zuvor einen Infekt. Dabei können bei den Kindern Halsschmerzen mit Lymphknotenschwellung und allgemeine Erschöpfung auftreten. Manchmal geht die Infektion aber auch spurlos an den Kindern vorbei. Bei der Frage, welche Krankheitserreger genau die Halsentzündung verursachen, tappt die Wissenschaft noch im Dunklen. Man vermutet aber, dass spezielle Viren aus der Herpesfamilie verantwortlich sein könnten.

Nach der Halsentzündung vergehen ein bis zwei Wochen, ehe eine einzelne, größere, runde Stelle am Oberkörper entsteht. Diese Stelle wird Mutterplaque (oder Primärmedaillon) genannt und kann bei dunklerer Haut auch grau-braun aussehen. Zur Mutterplaque gesellen sich ein paar Tage später runde, etwas schuppende Hautstellen. Entsprechend ihrem Verwandtschaftsverhältnis sehen diese der Mutterplaque ähnlich, sind aber ein bisschen kleiner. Dass erst eine einzelne Mutterplaque und etwas später die vielen »Kinder«-Plaques die Hautbühne betreten, ist ein unverwechselbares Zeichen für die Röschenflechte. Dann fragen wir Hautärztinnen und Hautärzte siegesgewiss: »Hatte dein Kind in den vergangenen Wochen Halsschmerzen oder eine Rotznase?« Wenn die Antwort Ja lautet, ist der Fall klar: Röschenflechte.

Jetzt denkst du dir vielleicht: »Warum macht man so ein großes Theater aus so einer harmlosen Geschichte?« Die richtige Diagnose ist deshalb wichtig, weil es sich ja sonst auch statt der harmloseren Röschenflechte um eine andere, kompliziertere Erkrankung handeln könnte. Oft wird die Röschenflechte nämlich zum Beispiel mit Ekzemen oder Schuppenflechte verwechselt. Hauptunterscheidungsmerkmal ist hier, dass der Leidensweg bei Ekzemen und Schuppenflechte meist länger ist. Röschenflechte aber ist ein kurzzeitiges Phänomen, das nur wenige Wochen andauert und dann verschwindet. Wenn es also regelmäßig zu ähnlichen Ausschlagepisoden gekommen ist, ist es eher unwahrscheinlich, dass es sich um eine Röschenflechte handelt.

Im Gegensatz zu Schuppenflechte und Co ist bei der Röschenflechte keine medizinische Behandlung nötig. Die Hautveränderungen klingen in der Regel innerhalb von sechs bis zwölf Wochen ab.[55] Nicht einmal die sonst so mächtigen Kortisoncremes können diese Durststrecke verkürzen. Damit die Röschenflechte irgendwann weg ist, ist es aber ganz wichtig, dass dein Kind die Hautstellen in Ruhe lässt. Ganz anders als die Rosenhecke braucht die Röschenflechte nur minimale Pflege und keine Sonne. Heiße Bäder, intensives Cremen oder Sonnenbrand können den Ausschlag verschlimmern. Du kennst dich aus mit Pflanzen? Dann wirst du wissen, dass Rosen schwarzen Tee mögen. Die enthaltenen Gerbstoffe verbessern nämlich die Nährstoffversorgung im Boden und fördern so das Wachstum der Rosen. Bei der Röschenflechte kannst du genauso schwarzen Tee anwenden, um die Entzündung und den Juckreiz zu lindern (siehe »Die Hausmittel der Natur«, Seite 114).

Infektionen im Kindesalter

Infekte gehören – wie Spaghettieis und Bäumeklettern – einfach zur Kindheit dazu. Viele Infektionen spielen sich auf und in der Haut ab. Die häufigsten werden hier beschrieben.

Bakterien

Bakterien haben ein Faible für verletzte Haut, weil sie so leichtes Spiel haben einzudringen. Das erklärt auch, warum manche bakteriellen Hautinfektionen besonders häufig bei Kindern vorkommen. Schließlich gehören Schrammen und Kratzer zur Kindheit wie in der Nase zu bohren oder im Dreck zu spielen. Wir stellen dir zwei der häufigsten Hautinfektionen vor: Die sehr ansteckende Borkenflechte und die schmerzhafte Nagelbettentzündung.

Borkenflechte

Sommer ist die Jahreszeit für kühle Erfrischungsgetränke, Grillparties – und Borkenflechte *(Impetigo contagiosa)*. Borkenflechte ist aber nicht der neueste Pflanzentrend für den Balkon, sondern eine häufige, durch Bakterien verursachte Hautinfektion. Wenn ein Kind die Borkenflechte in eine Kindertagesstätte einschleppt, ist es nur eine Frage der Zeit, bis sich die Hauterkrankung rasend schnell unter seinen Spielkameradinnen und -kameraden ausbreitet. Sie ist enorm ansteckend, aber zum Glück ziemlich harmlos. Das gilt besonders, wenn man weiß, wie man sie frühzeitig erkennt und was im Falle einer Ansteckung wirklich hilft.

Borkenflechte wird in den meisten Fällen durch Staphylokokken verursacht. Die haufenweise zusammenliegenden kugelförmigen Bakterien erinnern unter dem Mikroskop an ein Bällebad für Kinder. Die typischen goldenen Krusten der Borkenflechte haben den Staphylokokken den Beinamen *aureus*, zu Deutsch golden, eingebracht. *Staphylococcus aureus* ist ein hartnäckiger Keim, der bei jedem Dritten von uns unbemerkt die Nasenhöhle besiedelt.[56] Im »richtigen« Moment vermehrt sich der Keim, verlässt die Nase und breitet sich über das Gesicht aus. Kinder sind besonders anfällig für Borkenflechte, weil ihre unreifen Hautbarriere weniger Schutz bietet.

Bakterien fühlen sich in warmer, feuchter Umgebung besonders wohl. Daher hat die Borkenflechte Hochkonjunktur, wenn Kinder im Sommer schwitzen, baden und planschen. Für ihre Missetaten benötigen die Bakterien neben günstigen klimatischen Bedingungen eine Eintrittspforte. Dieses Tor in das Innere der kindlichen Haut können minimale

Hautverletzungen sein; beherztes Nasebohren oder ein aufgekratzer Insektenstich reichen dafür schon aus. Wenn die Hautbarriere geschwächt ist, zum Beispiel durch Neurodermitis oder Ekzeme, ist das ebenfalls ein gefundenes Fressen für die Bakterien. Einmal in der Haut angekommen, haben sie freie Bahn und vermehren sich im Eiltempo. Unter idealen Bedingungen geschieht das so schnell, dass sich die Bakterienzahl jede Stunde verdoppelt.[57] Wenn der Platz knapp wird, produziert die Bakterienkolonie Giftstoffe (*Exfoliatin*), um die Hautschichten voneinander zu lösen und sich neue Lebensräume zu erschließen. In diese Spalten strömt Wundflüssigkeit, was wir von außen als Blase erkennen. Irgendwann wird das Immunsystem auf den Plan gerufen und es beginnt, erbittert gegen die Eindringlinge zu kämpfen. Von der heroischen Aufopferung der kindlichen Immunzellen zeugen die typischen honiggelben Krusten auf der Haut. Sie sind die letzte Ruhestätte von weißen Blutkörperchen, Bakterienresten und Hornzelltrümmern.

Blasen, an diesen Stellen entstandene Wunden sowie die gold-gelben Krusten findet man bei der Borkenflechte nicht nur im Gesicht. Mit jeder Berührung dieser Stellen werden Bakterien auf der eigenen Haut verteilt. Deshalb sind auch Hände, Arme, Beine und die Körperfalten (Hals, Achseln, Leisten Windelbereich) häufig betroffen.

Auch wenn die Bakterien nicht zimperlich sind, ist die Borkenflechte zum Glück keine gefährliche Erkrankung. Abgesehen von den infizierten Wunden, die jucken oder schmerzhaft sein können, geht es den Kindern gut. Nur selten schaffen es die Bakterien so tief vorzudringen, dass sie sich über die Blutbahn im ganzen Körper ausbreiten können. Deswegen sind Fieber oder sonstige Zeichen einer systemischen Infektion selten. Unbehandelt kann die Infektion drei Wochen und länger andauern, mit einer effektiven Behandlung ist der Spuk nach etwa zehn Tagen vorbei. Die Wunden selbst heilen narbenlos ab.

Obwohl das kindliche Immunsystem über kurz oder lang den Bakterien selbst den Garaus macht, sollte Borkenflechte immer behandelt werden. Sie ist einfach zu ansteckend, um Däumchen drehend darauf zu warten, dass der halbe Kindergarten infiziert ist. Außerdem ist bei Neugeborenen und Säuglingen besondere Vorsicht geboten. Für sie kann die Borkenflechte tatsächlich zu einer echten Bedrohung werden. Einmal in der Haut haben die Bakterien leichtes Spiel und setzen gnadenlos ihre Toxine ein. Neben denen, die die Haut aufspalten, haben sie noch andere Giftstoffe dabei, die dafür sorgen, dass sich die Hautoberfläche großflächig ablöst und aussieht, als sei sie verbrüht (*Staphylococcal Scalded Skin Syndrome* oder Syndrom der verbrühten Haut). Damit es nicht so weit kommt, sollten Babys unter sechs Monaten mit Borkenflechte im Krankenhaus behandelt werden.

Wenn du dir beim Lesen gedacht hast: »Sind die gelben Krusten im Gesicht von meinem Ben kein Rotz, sondern vielleicht eine Borkenflechte?!«, dann lass die fraglichen Stellen schleunigst ärztlich untersuchen. In den meisten Fällen wird die Diagnose schon in dem Moment gestellt werden können, in dem dein Ben ins Untersuchungszimmer kommt – so häufig sehen Ärztinnen und Ärzte die Borkenflechte. Wenn der Fall nicht ganz eindeutig ist, hilft ein Abstrich auf Bakterien.

Die Behandlung ist einfach, gut verträglich und effektiv. Meist reicht es nämlich, die betroffenen Hautstellen mehrmals täglich mit einem desinfizierenden Gel zu behandeln, zum Beispiel mit Chlorhexidin oder Polihexanid. Auch Umschläge mit octenidinhaltiger Lösung funktionieren gut. Cremes, die als Bakterienkiller Antibiotika enthalten, sind bei der Behandlung der Borkenflechte aus der Mode gekommen. Grund dafür ist, dass sich Bakterien schnell an Antibiotikacremes gewöhnen und resistent werden. Damit Antibiotika noch lange wirksam bleiben und wir sie bei schweren bakteriellen Infektionen lebensrettend einsetzen können, schmieren wir Antibiotika nur noch ausnahmsweise auf die Haut.

Dieses Mantra gilt aber nur für die Behandlung mit Antibiotika in Cremes. In seltenen, schweren Fällen (und wenn Babys betroffen sind) brauchen wir Antibiotika nach wie vor als Tablette oder in flüssiger Form, um im Kampf gegen die Bakterien die Oberhand zu behalten. Wenn also mehrere Stellen am Körper von Borkenflechte betroffen sind, führt nichts an einer Antibiotikabehandlung vorbei.

Letzter Punkt: Hygiene. Bevor du weiterblätterst, nimm dir noch einen Moment Zeit, denn ohne die richtigen Hygienemaßnahmen wird die Borkenflechte zur unendlichen Geschichte. Und das ist echt kein Spaß, wenn auf eine Infektion die nächste folgt (und auf die nächste die übernächste) und dein Kind monatelang, statt in die Kindertagesstätte zu gehen, zu Hause bleiben muss. Dein Kind ist nämlich hochansteckend, solange es die gelben Krusten hat. Versuche deinem Kind zu erklären, dass es besser nicht an den Krusten herumpulen sollte, weil sonst die Hände oder andere Körperstellen als Nächstes dran sind. Um die Übertragung auf andere Stellen am Körper zu vermeiden, kannst du die Stellen mit Pflastern abkleben und sie so für Knibbelhände unzugänglich machen. Dein Kind sollte unbedingt regelmäßig die Hände mit Seife waschen, dasselbe gilt für dich und alle anderen, die mit ihm unter einem Dach leben. Du hast ein Händedesinfektionsmittel? Dann ist jetzt der richtige Moment, es regelmäßig einzusetzen.

Übrigens sind die Bakterien sehr robust und überleben auch eine Weile in Textilien, die mit dem Kinderkörper in Berührung kommen. Deswegen sollte das erkrankte Kind Kleidung, Bettwäsche und Handtücher bitte nicht mit anderen Familienmitgliedern teilen und die Wäsche sollte nach Gebrauch bei 60 Grad Celsius gewaschen werden. Hasta la vista, Borkenflechte!

Eingewachsene Nägel

Wenn die Haut, die sich an den Seiten der Nägel befindet, anschwillt und sich entzündet, dann nennen Ärztinnen und Ärzte das eingewachsener Nagel *(Unguis incarnatus)*. Alle anderen verwenden Beschreibungen wie »Oh, das sieht nicht gut aus« oder »Das tut echt weh«. In den meisten Fällen ist davon der große Zehennagel betroffen, bei Rechtsfüßern übrigens eher der rechte und bei Linksfüßern der linke.

Weil die großen Zehen eben größer sind, geraten sie häufiger in körperliche Auseinandersetzungen als ihre anderen acht Kollegen. Jeder Pass beim Fußball, die zu engen Glitzerschuhe oder das versehentliche Anstoßen am Treppenabsatz belasten die Großzehen. Durch den Druck schiebt sich der Rand des Zehennagels gegen die umgebende Haut. Die Haut stemmt sich dagegen, aber das Spiel ist bald entschieden: Die Haut gibt nach. Der Nagel hat jetzt freie Fahrt und gräbt sich tief in die Haut. Kaum überraschend führt die Nagelinvasion zu einer starken Entzündung, mit Rötung, Schwellung und Schmerzen. Zusätzlich dringen über die Wunde Bakterien ein, die die Entzündung weiter anstacheln. Nun beginnt der Schmerz richtig zu pochen und aus der Wunde entleert sich wässriges oder eitriges Wundsekret.

Außer dass der Zeh in Bedrängnis gerät, gibt es aber noch einen anderen Grund, warum Zehennägel einwachsen. Bei der Pediküre trifft Opas beliebter Spruch den Nagel auf den Kopf: »Gut gemeint ist das Gegenteil von gut gemacht«. Wenn der Nagel zu kurz und vor allem zum Rand hin rund abgeschnitten wird, sind Probleme vorprogrammiert. Man erwischt beim Schneiden nämlich nie den Nagel bis ganz an den seitlichen Rand. Das heißt, beim Rundschneiden bleibt am äußersten Rand ein scharfer Dorn zurück. Wenn der Nagel weiterwächst, schiebt sich dieser Dorn in die Haut und löst eine Entzündung aus. Deswegen sollen Zehennägel schnurgerade abgeschnitten werden.

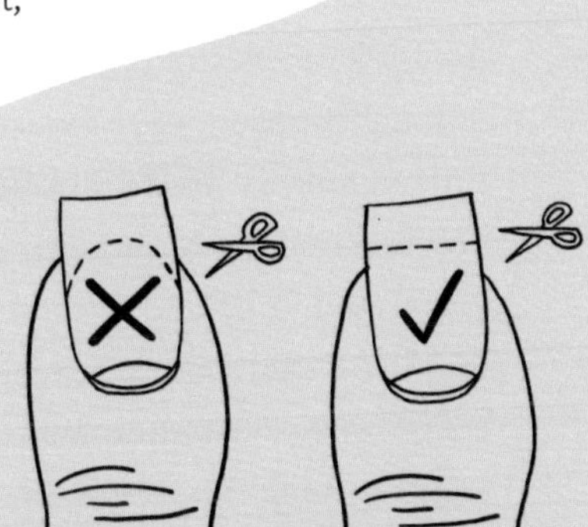

Nägel gerade und nicht zu kurz schneiden, lautet die Devise.

Wenn du den Verdacht hast, dass ein Zehennagel bei deinem Kind nicht ganz gesund aussieht, geh mit deinem Kind direkt zu eurer Ärztin oder eurem Arzt. Bei der Behandlung von eingewachsenen Zehennägeln ist Zeit nämlich Gold. Wird das Problem früh behandelt, kommt dein Kind um eine unangenehme Operation herum. In frühen Stadien wird die Entzündung mit desinfizierenden Jodsalben oder Octenidin-Gel behandelt. Um die Keime loszuwerden, funktioniert auch tägliches Ausduschen der Wunde gut. Die Nagelplatte kann mit lauwarmen Fußbädern aufgeweicht werden, am besten mit Schmierseife aus der Drogerie. Und dein Kind sollte während dieser Zeit möglichst viel barfuß gehen oder luftdurchlässige Baumwollsocken in weiten Schuhen tragen.

Wenn das alles nichts hilft, muss die Nagelplatte verschmälert werden. Diese kleine Operation übernimmt die Kinderchirurgin oder der Kinderchirurg. Ist der Nagel erst einmal schmaler, verschwindet auch die Entzündung – und zwar auf Nimmerwiedersehen.

Nagelbettentzündung

Hinter Nagelbettentzündungen steckt wie bei eingewachsenen Nägeln ebenfalls die Kombination aus Nagelhautverletzung und Bakterien. Sie kann an Fingern und Zehen auftreten. Ein Dorn spielt hier aber keine Rolle. Stattdessen sind es Knibbeln am Nagelhäutchen oder kleine Verletzungen bei der Nagelpflege, die den Bakterien Eintritt in die Haut gewähren. Daumenlutschen oder Nägelkauen kann zum selben Ergebnis führen.

Eine Nagelbettentzündung tritt oft ganz plötzlich auf. Wie aus dem Nichts kommt es dann zu einer schmerzhaften Schwellung und Rötung der Haut, die den Nagel umgibt. Manchmal fließt bei Druck auch Eiter aus der Hautwölbung. Um Nagelbettentzündungen loszuwerden, helfen desinfizierende Cremes (mit oder ohne Jod) und Hand- oder Fußbäder. Während einer Nagelbettentzündung sollten Knibbeln, Daumenlutschen und Ähnliches unbedingt vermieden und der betroffenen Hand oder dem Fuß viel Ruhe gegönnt werden.

Übrigens: Wenn die Haut, die an den weißen Halbmond auf dem Nagel angrenzt, entzündet ist, kann es zu Produktionsstörungen des Nagels kommen. Hier ist nämlich das Nagelwachstumsorgan zu Hause. Tag und Nacht produziert es Horn in Schwerstarbeit. Eine Entzündung ist buchstäblich wie ein Feuer in der Nagelfabrik. Die Arbeit wird unterbrochen und die Mitarbeitenden bringen sich in Sicherheit. Sobald die Entzündung gelöscht und Ruhe und Ordnung in der Fabrik eingekehrt sind, wird die Arbeit fortgesetzt und der Nagel wächst wieder. Der Feuerschaden zeigt sich dann einige Wochen später, wenn die beschädigten Stellen auf der Nagelplatte unter dem Nagelhäutchen herausgewachsen sind. Dann sieht man weiße Flecken, Dellen oder Risse im Nagel.

TIPP

Richtig reagieren bei bakteriellen Hautinfektionen

Wenn dein Kind eine bakterielle Infektion hat, ist die richtige Desinfektion wichtig. Du kannst dafür spezielle desinfizierende Lösungen, Gele oder Cremes verwenden, die Wirkstoffe wie Octenidin, Polihexanid oder Jod enthalten. Diese Produkte bekommst du rezeptfrei in der Apotheke.

Außerdem sind feuchte Umschläge mit Desinfektionsmitteln auch eine gute Möglichkeit, um Bakterien loszuwerden. Tränke dazu ein sauberes Tuch mit Desinfektionsmittel und lege es für fünf Minuten auf die infizierte Hautstelle. Das Ganze kannst du mehrmals pro Tag wiederholen.

Und nicht vergessen: Hände regelmäßig waschen und ebenfalls desinfizieren.

Viren

Wusstest du, dass Viren die heimlichen Herrscher der Welt sind? Es gibt mehr Viren auf der Erde als Sterne am Himmel. Bestimmt hast auch du schon einmal Bekanntschaft mit ihnen gemacht. Bei Erwachsenen sorgen Herpesviren zum Beispiel für nervige Lippenbläschen.

Bei Kindern kann die erste Bekanntschaft mit diesen Viren sogar zu heftigen Schmerzen und Bläschen im gesamten Mundraum führen. Auch andere Viren können bei Kindern echt lästig sein und unerfreuliche Warzen auf der Haut verursachen. In diesem Kapitel findest du heraus, wie du am besten mit diesen Viren umgehst.

Fieberbläschen

Herpes ist dir bestimmt ein Begriff. Die meisten von uns haben schon mit den unangenehmen Fieberbläschen auf den Lippen *(Herpes labialis)* Bekanntschaft gemacht. Nach dem Skifahren oder mitten im Prüfungsstress kribbelt es erst, kurze Zeit später schwillt die Lippe an, tut weh und die unschönen Bläschen tauchen auf.

Die Übertragung erfolgt über den Kontakt mit Viren aus aktiven Fieberbläschen, zum Beispiel vom großen Bruder oder von einem Erwachsenen. Ziemlich gemein ist, dass die Viren auch von einer infizierten Person über kleinste Hautschüppchen übertragen werden können, selbst wenn keine sichtbaren Bläschen zu erkennen sind. Das macht es so schwierig, einer Infektion aus dem Weg zu gehen.

Während die Infektion bei den meisten infizierten Menschen vollkommen unbemerkt abläuft, kann der erste Herpesausbruch bei manchen Kindern aber auch alles andere als harmlos sein. In diesem Fall entstehen etwa zwei Tage nach der Infektion mit dem Virus schmerzhafte Bläschen an den Lippen, an Zunge, Gaumen, Zahnfleisch und Rachen. Die Bläschen platzen auf und hinterlassen graue, schleimige Wunden. Das hört sich nicht nur eklig an, sondern ist für die Kinder echt schlimm. Der ganze Mund ist voller Wunden, Essen und Trinken tut weh. Oft sabbern die Kinder, weil selbst das Schlucken von Speichel eine Tortur ist; aus ihrem Mund strömt ein unangenehmer, fauliger Geruch. Die Kinder sind richtig krank, inklusive dicker Halslymphknoten und Fieber. Falls dein Kind an derartigen Beschwerden leidet, ist ein Besuch in der Kinderarzt- oder Hautarztpraxis Pflicht. Bei einer *Gingivostomatitis herpetica*, so heißt die Erkrankung, ist schnelles Eingreifen wichtig, sonst droht ein gefährlicher Flüssigkeitsmangel.

Trotz allen Übels sind Herpesviren spannend, weil sie anders sind als andere Krankheitserreger. Selbst wenn die *Gingivostomatitis herpetica* überstanden, die Infektion also ausgeheilt ist, bleiben die Viren nämlich das ganze Leben lang im Körper: einmal drin, immer drin. Das liegt daran, dass sie nicht, wie bei anderen Infektionen, von der Immunabwehr beseitigt werden. Wenn das Immunsystem eingeschaltet wird, ziehen sich die Viren in spezielle Nervenstränge, die Spinalganglien, zurück. Das Immunsystem hält die Viren in Schach, die in eine Art Winterschlaf gehen.

Sobald das Immunsystem einen Moment unaufmerksam ist, erwachen die Viren aus ihrem Dornröschenschlaf und nutzen die Chance für ihren Exodus entlang der Nerven aus der Tiefe unseres Körpers Richtung Hautoberfläche. Diese Wanderung kann man sogar als feines Kribbeln spüren. Sobald die Herpesviren an ihrem ursprünglichen Landeort in der Haut angekommen sind, entstehen die typischen Fieberbläschen und das ganze Spektakel beginnt wieder von vorn. Beim zweiten, dritten und zehnten Mal kommt es aber nur noch zu den bekannten Bläschen an den Lippen. Die sind unangenehm und sehen nicht schön aus, aber sie sind um ein Vielfaches harmloser als die flächige Entzündung im Mund.

Die Herpesviren lassen sich also nicht mehr abschütteln, wenn sie einmal in den Körper gelangt sind. Die erneute Auswanderung der Viren an die Körperoberfläche nennt man übrigens Reaktivierung. Man spricht nicht von einer Re-Infektion, weil das Virus nicht als Widersacher von außen, sondern als ungebetener Dauergast von innen kommt. Zur Reaktivierung von Herpesviren kommt es immer dann, wenn das Immunsystem seiner Aufgabe als Türsteher nicht nachkommt. Das passiert in Phasen mit hoher Stressbelastung, fiebrigen Erkrankungen, aber auch nach zu viel Sonnenlicht. Für Eltern interessant: Alkoholkonsum führt ebenfalls zu einer vorübergehenden Schwächung des Immunsystems und kann deshalb Reaktivierungen von Herpesviren verursachen. Das erklärt das sprunghafte Ansteigen der Herpesfälle jedes Jahr nach dem Münchner Oktoberfest.

Virushemmende Cremes mit Wirkstoffen wie Aciclovir oder Penciclovir wirken übrigens nur, wenn sie früh genug aufgetragen werden. Sie wirken über eine Blockade der Virusvervielfältigung. Sind die Bläschen einmal da, bringt keine Creme mehr etwas, weil die Virusvermehrung bereits abgeschlossen ist. Wenn du aber die Creme bei deinem Kind schon bei den ersten Vorzeichen wie Lippenkribbeln, Brennen oder Juckreiz aufträgst, kannst du die Entstehung von Blasen unterdrücken und die Dauer der Erkrankung verkürzen.

Sind die Blasen einmal da, kannst du sie mit Zinkcremes trocken legen oder mit desinfizierenden Lösungen (zum Beispiel Polihexanid) aus der Apotheke behandeln.

Warzen an Händen und Füßen

Als Kind hatte ich selbst mal Warzen an meinen Fußsohlen. Nur allzu gut erinnere ich mich an die vielen Versuche, die Warze loszuwerden. Ich musste Tinkturen aus der Apotheke auftragen, woraufhin die Hornhaut aufquoll und sich weiß verfärbte. Danach kam das gefürchtete Herumschnippeln. Trotz Angst und Schmerz musste ich stillhalten, während meine Mutter mit einer Nagelschere bewaffnet tiefer und tiefer in das Innere meines Fußes vordrang. Zumindest fühlte es sich für mich so an, als würde sie mit der Schere gleich auf der anderen Seite des Fußes wieder herauskommen. Die ganze scheußliche Prozedur zog sich über Monate hin. Gebracht hat sie nichts. Nach einer Weile fruchtlosen Warzenschneidens gab meine Mutter frustriert auf. Und nachdem Gras über die Sache gewachsen war, verschwanden die Warzen von ganz allein.

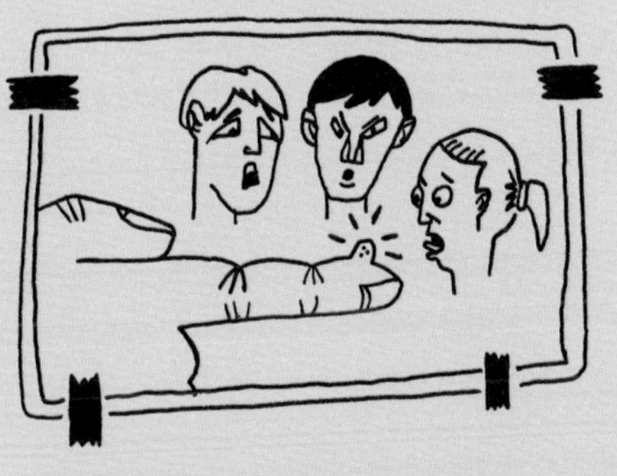

Ach du Schreck: eine Warze!

So unterscheidest du Warzen von Hühneraugen

Warzen werden oft mit Hühneraugen verwechselt. Sie sehen ähnlich aus, denn beide verursachen ein starkes Wachstum der Hornhaut. Im Gegensatz zu Warzen werden Hühneraugen aber durch Druck verursacht. Daher findest du sie meist an den Stellen an den Füßen, wo enge Schuhe auf die Haut drücken. Außerdem fehlen die kleinen schwarzen Punkte, die man mittig auf einer Warze sehen kann.

Dass sich Warzen von allein verabschieden, ist normal. Irgendwann kommt das Immunsystem den ungebetenen Gästen auf die Spur und erledigt sie. Wie bei mir kann das aber eine Weile dauern. Studien zeigen, dass sich etwa zwei Drittel aller Warzen innerhalb von zwei Jahren spontan zurückbilden.[58] Angesichts der hohen Selbstheilungsrate kann man bei schmerzlosen Warzen also getrost abwarten. Wer trotzdem aktiv werden will, kann es mit dem Abdecken der Warze mit salicylsäurehaltigen Lösungen oder Pflastern aus der Apotheke versuchen. Auf Seite 147 findest du eine Schritt-für-Schritt-Anleitung.

Wenn Warzen Schmerzen verursachen oder sich an problematischen Stellen befinden, wie an Fingern, Nägeln, im Gesicht oder in der Nähe der Augen, ist ein Arztbesuch ratsam. Die Ärztin oder der Arzt kann aggressivere Anti-Warzenmedikamente verschreiben. Außerdem gibt es noch ultrakalte Stickstoffsprays zum Vereisen oder spezielle Laser, mit denen die Ärztin oder der Arzt die Warzen vertreiben kann. Am Ende weiß man trotzdem nicht, ob es wirklich die Behandlung war, die den Erfolg gebracht hat oder ob die Warze ohnehin von selbst abgeheilt wäre.

Operieren lassen würde ich die Warze aber nicht. Oft reichen die Ausläufer wie Wurzeln tief in die Haut hinein, bei einer Operation müsste also ein tiefes Loch geschnitten werden, um die Warze mitsamt ihrer Wurzeln auszugraben. Das hinterlässt eine hässliche Narbe. Außerdem können die Viren bei einer Operation auf die umliegende Haut verteilt werden und dann wird aus einer einzelnen Warze ein ganzes Warzenbeet.

Apropos Infektiosität: *Sharing is not caring*! Handtücher, Socken oder Warzenfeilen werden besser mit niemanden geteilt. Um eine Ansteckung anderer Kinder zu vermeiden, sollte verletzte Warzenhaut immer mit einem Pflaster abgedeckt werden. Und zu guter Letzt: bitte nicht barfuß laufen, besonders nicht im Schwimmbad oder im Badezimmer.

Neben den medizinischen Behandlungen gibt es noch eine ganze Reihe anderer Möglichkeiten, die Warzen mehr oder weniger in den Griff zu bekommen. Darunter kursieren teils jahrhundertealte, ziemlich eklige und meist wirkungslose Methoden, von denen viele aber trotzdem nicht aus den Köpfen zu vertreiben sind. Knoblauch zum Beispiel hilft vielleicht gegen Vampire, aber nicht gegen Warzen. Ähnliches gilt für Apfelessig. Schneckenschleim und Eigenurin haben vielleicht einen hohen Ekelfaktor, aber keine Wirkkraft. Die Warze heilt trotz Pipi im Schneckentempo ab.

TIPP

Warzenbehandlung mit salicylsäurehaltigem Warzenpflaster

Du brauchst:

- Salicylsäurehaltiges Warzenpflaster (zum Beispiel Guttaplast), rezeptfrei in Apotheke oder Drogerie
- Fest haftendes Pflaster (Pflasterrolle) aus Apotheke
- Feine Feile oder Bimsstein

So geht's:

1. Schneide das Warzenpflaster so zu, dass es genau auf die Größe der Warze passt und nicht die gesunde Haut berührt.
2. Lege das zugeschnittene Pflaster auf die Warze und fixiere es mit einem fest haftenden Pflaster, sodass es nicht verrutscht.
3. Lasse das Pflaster drei bis vier Tage lang auf der Warze. Falls es sich löst oder dein Kind baden oder schwimmen geht, erneuere den Pflasterverband.
4. Anschließend nimmst du alle Pflaster ab.
5. Nun kannst du die weiß gewordene Hornhaut vorsichtig mit einer feinen Feile oder einem Bimsstein abschleifen, ohne dass es dabei zu einer Blutung kommt.
6. Wiederhole diesen Vorgang so lange, bis die Warze nicht mehr zu sehen ist. Nach der Abheilung der Warze sollte die Behandlung mindestens ein bis zwei Wochen fortgesetzt werden, um sicherzustellen, dass die Warze nicht wiederkehrt.

Wenn die Haut um die Warze wund wird, lege eine kurze Pause ein und fahre danach wie gewohnt fort.

Aber jetzt halte dich fest: Was gegen Warzen hilft, sind Zaubersprüche. Ja, du hast richtig gelesen. Was für Schulmedizinerinnen und -mediziner wie Tati und mich praktisch unvorstellbar ist, konnte sogar in Studien bestätigt werden.[59, 60, 61] Unglaublich, aber wahr: Aufwendige Rituale bei Mondenschein, Besprechen von Warzen oder Hypnose können so manche Warze tatsächlich wegzaubern – vorausgesetzt, man glaubt daran. Die Wirkung entsteht durch den Placeboeffekt: Allein durch den Glauben an die Wirksamkeit der Behandlung verbessern sich die Beschwerden. Deswegen funktioniert der Bohei um die Warze bei Kindern besser als bei skeptischen Erwachsenen. Man geht davon aus, dass solche Suggestivtherapien über die Psyche einen Einfluss auf das Immunsystem haben. Selbstheilungskräfte werden aktiviert und die Warze verschwindet – zumindest in manchen Fällen.

Jetzt aber Schluss mit dem Hokuspokus. Die besten Chancen auf warzenfreie Haut hat dein Kind trotzdem mit Salicylsäure und den wundervollen Produkten aus der Apotheke.

Dellwarzen

Dellwarzen können ganz schön nervig sein. Das gilt besonders, wenn ein Kind nicht nur eine oder zwei Dellwarzen hat, sondern unter der Kleidung eine ganze Dellwarzenarmee Stellung bezogen hat. Viele Kinder machen früher oder später Bekanntschaft mit ihnen, während wir Erwachsenen von Dellwarzen normalerweise verschont bleiben. Das liegt daran, dass die kindliche Hautbarriere für die Viren, die Dellwarzen verursachen, kein echtes Hindernis ist. Kaum kommt im Schwimmbad ein Dellwarzenvirus vorbeigeschwommen, ist die Kinderhaut schon angesteckt. Und einige Wochen später schießen die kleinen hautfarbenen Knötchen mit der charakteristischen Delle in der Mitte dann häufig im Gesicht oder am Rumpf wie Pilze aus der Haut.

Wenn Kinder eine Dellwarze auf ihrer Haut entdecken, ist das wie eine Einladung zum Kratzen. Mit den Fingernägeln wird die juckende Dellwarze dann so lange bearbeitet, bis sich eine käsige Flüssigkeit entleert. Wie beim Lippenherpes ist dieses Sekret randvoll mit Viren, die nur darauf warten, frische Haut zu infizieren. Ist eine Dellwarze aufgekratzt, wird das Sekret mit den Fingern von der einen zur nächsten Stelle transportiert. So werden aus einer Stelle am Bauch zehn Dellwarzen am Arm.

Die Viren bleiben übrigens auch an Gegenständen haften, die mit anderen Kindern geteilt werden, wie Spielsachen, Textilien und dergleichen. Auf diesem Wege gelangen die Viren, und später die Warzen, von einem Kind zum nächsten. Trotzdem sind Dellwarzen

TIPP

So verhinderst du eine weitere Ausbreitung von Dellwarzen

- Creme dein Kind regelmäßig mit einer Pflegecreme ein, um die Hautbarriere zu stärken und Eintrittspforten für Viren zu verschließen
- Klebe Pflaster auf die Dellwarzen, um Kratzen zu vermeiden
- Halte die Nägel deines Kindes kurz
- Nach Hautkontakt mit Dellwarzen sollten die Hände mit Seife gewaschen werden
- Vermeidet Ansteckung innerhalb der Familie, indem ihr keine Handtücher, Waschlappen und sonstige Textilien teilt
- Betroffene Kinder sollten nicht gemeinsam mit Geschwistern baden

kein Grund für die Ersatzbank. Betroffene Kinder dürfen an allen Aktivitäten teilnehmen, vorausgesetzt, direkter Kontakt mit den Dellwarzen kann verhindert werden. Ein Pflaster auf der Warze oder ein T-Shirt darüber reicht dafür aber vollkommen aus.

Und die gute Nachricht ist, dass ein gesundes Immunsystem den Dellwarzen normalerweise irgendwann selbst auf die Schliche kommt. Es kann aber zwischen ein und zwei Jahre dauern, bis dein Kind von allein warzenfrei geworden ist.[62] Eine medizinische Behandlung ist kein Muss. Wenn dein Kind aber genug von den Dellwarzen hat, gibt es einige gute Möglichkeiten, wie eure Hautärztin oder euer Hautarzt helfen kann. Wie bei den Warzen an Händen und Füßen gilt auch bei der Behandlung von Dellwarzen: Es gibt keine Erfolgsgarantie.

Pilze

Pilze sind praktisch überall zu finden. Und sie lieben Kinder. Auf Turnmatten, im Fell von Haustieren und auf dem Kopf der Freundin versteckt warten sie geduldig auf ihr nächstes Opfer. Gemeint sind nicht die schmackhaften Waldpilze für eine köstliche Pilzpfanne. Stattdessen geht es um die Pilze, die für Hautinfektionen bei Kindern verantwortlich sind. Dabei handelt es sich um zwei große Pilzfamilien-Clans. Da gibt es die *Dermatophyten,* die für Kopf- und Hautpilz (Körperpilz) verantwortlich sind und sich das Keratin in Haut und Haar schmecken lassen. Und zweitens gibt es noch den Schwitzpilz, den viele als Souvenir vom Strandurlaub mit nach Hause bringen.

Körperpilz und Kopfpilz

Dein Kind wünscht sich nichts sehnlicher als ein Meerschweinchen als Haustier? Oder es lässt sich im Urlaub in Griechenland nicht davon abhalten, die Straßenkatzen zu streicheln? Diese Situationen treiben uns Hautärztinnen und Hautärzten den Angstschweiß auf die Stirn. Denn im Fell der Tiere lauern die Dermatophyten. Diese Pilze sind keine Seltenheit, keine vom Aussterben bedrohte Spezies. Ganz im Gegenteil: In Berliner Zoohandlungen wurde 2016 eine Studie durchgeführt, die zeigte, dass 90 Prozent der angebotenen Meerschweinchen von Pilzen befallen waren.[63] Bei den meisten waren keine sichtbaren Veränderungen des Fells zu sehen. Ein Meerschweinchen genau unter die Lupe zu nehmen schützt also nicht davor, sich eine süße Keimschleuder ins Haus zu holen. Neben den tierischen Überträgern gibt es noch viele andere Möglichkeiten, sich mit Pilzen anzustecken. Beim Friseur zum Beispiel, wenn infiziertes Schneidegerät dem Kind nicht nur coole Tribalmuster in die Haarpracht rasiert, sondern auch einen Kopfpilz beschert – als Gratiszugabe sozusagen. Natürlich können auch andere Gegenstände dem Pilz bei seiner Übertragung behilflich sein – Handtücher, Kämme oder Kleidung sind nur einige davon. Sportmatten sind regelrechte Hautpilz-Hotspots. Wenn also ein kleiner Judoka beim *Nage-waza* mit einem Rums auf den Mattenboden befördert wird, warten dort schon die Hautpilze auf ihn.

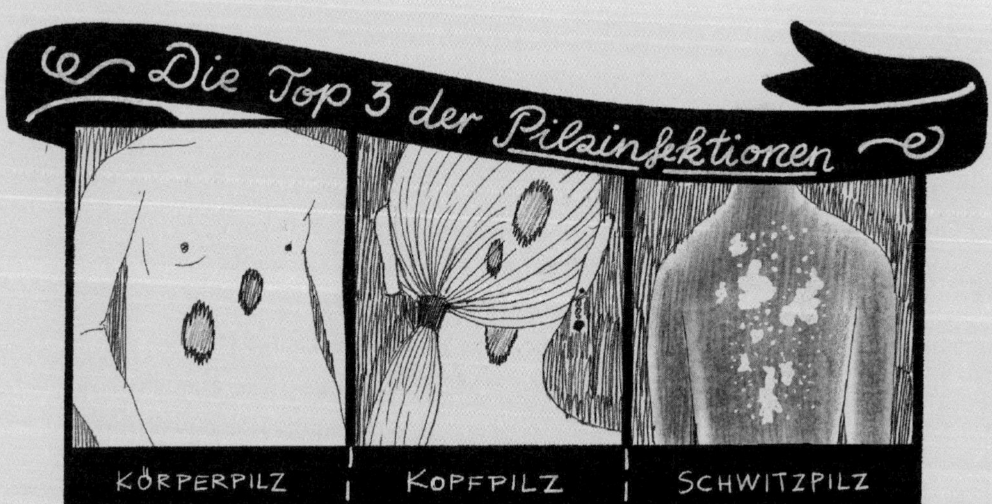

Nach der Infektion vergehen zwischen zwei und acht Wochen, bis aus den unsichtbaren Pilzsporen ein sichtbarer Hautpilz geworden ist. Den Hautpilz erkennst du an einer Rötung, die häufig rund ist und deutlich schuppt. Der Rand ist dabei meist gut zu erkennen, der innere Bereich ist etwas blasser und weniger schuppend. Oft handelt es sich um eine einzige ringförmige Stelle an der Haut, die Hautpilze können aber auch zu mehreren vorkommen. Kopfhautpilz *(Tinea capitis)* äußert sich durch ähnliche Stellen an der behaarten Kopfhaut. An den betroffenen Stellen sind die Haare oft abgebrochen oder fehlen sogar. In schweren Fällen kann es auch zu tiefen, wabenartigen Schwellungen an der Kopfhaut kommen, aus denen auf Druck Eiter austritt.

Wegen des ähnlichen Aussehens werden Kopf- und Hautpilze *(Tinea corporis)* häufig mit Neurodermitis oder Schuppenflechte verwechselt. Um eine Pilzinfektion richtig zu diagnostizieren, führt kein Weg an einer Arztpraxis vorbei und es gilt wie so oft: Je früher desto besser. Die Ärztin oder der Arzt wird die betroffenen Stellen genau untersuchen, vorsichtig einzelne Schuppen abkratzen oder einzelne Haare entfernen und mit dem Mikroskop untersuchen und eine Pilzkultur anlegen. Erst wenn einer dieser Tests positiv ausfällt, kann die Diagnose mit Sicherheit gestellt werden. Die Behandlung besteht aus äußerlichen Anti-Pilz-Cremes. In schweren Fällen kann auch eine Tablettenkur erforderlich sein. Ist die Kopfhaut betroffen, ist die Kombination aus Cremes und Tabletten ein Muss.

Trotz Begeisterung für Judo oder andere pilzlastige Mattensportarten wie Turnen kannst du das Infektionsrisiko bei deinem Kind reduzieren. Achte darauf, dass dein Kind regelmäßig duscht oder badet, besonders nach sportlichen Aktivitäten. Schweiß sollte nach der Aktivität abgewaschen und die Kleidung regelmäßig gewechselt werden.

Dein Kind streichelt alles, was nicht bei drei auf dem Baum ist? Achte darauf, dass es nach jedem Kontakt mit Tieren, sei es Streicheln, Füttern oder das Reinigen von Käfigen, die Hände gründlich mit Seife wäscht. Decken oder andere Gegenstände, mit denen das Tier in Kontakt kommt, sollten regelmäßig bei 60 Grad Celsius gewaschen werden. Tiere, auch Hunde oder Katzen, sollten besser in ihrem eigenen Körbchen schlafen als bei Kindern im Bett. Kuscheln mit dem Meerschweinchen ist aus Gründen der Pilzprävention keine gute Idee.

Schwitzpilz

Was war noch gleich der letzte Sommerhit? Richtig geraten: der Schwitzpilz *(Pityriasis versicolor)*. Aber im Gegensatz zu so manchen Partyknallern liegt der Schwitzpilz jeden Sommer im Trend. Während der warmen Jahreszeit entdecken alljährlich Tausende von Kindern, aber auch Jugendliche und junge Erwachsene, helle Flecken am Rücken, am

Dekolleté, am Hals und im Gesicht, die von der Form her an Kontinente auf einer Landkarte erinnern. Schwitzpilz ist extrem häufig, aber zum Glück lediglich ein optisches Problem.

Schwitzpilz, auch Kleienflechte genannt, wird durch *Malassezia globosa* verursacht. Es handelt sich um einen ganz normalen Mitbewohner, der sich von Hautfetten ernährt und zusammen mit vielen anderen Bakterien, Pilzen und Viren fester Bestandteil einer gesunden Hautflora ist. Das gilt für die Jahreszeiten, in denen es draußen kalt ist. Dann sitzen Malassezia-Pilze in den Poren der Haut, sind unsichtbar und machen keine Probleme. Wenn aber der Kinderkörper bei sommerlichen Temperaturen zu schwitzen beginnt, ändern sich die Lebensbedingungen des Pilzes. Und die trockene, karge Umgebung wird zum feuchtwarmen, nährstoffreichen All-inclusive-Hotel. Der Schwitzpilz vermehrt sich und wandert aus den Haarfollikeln an die Hautoberfläche, wo ein dicht gewebtes Pilznetz entsteht. Dieses Netz ist nur wenige Mikrometer dick und für das bloße Auge unsichtbar.

Dass die vom Pilz kolonisierte Haut nicht richtig braun wird, liegt an einem von Malassezia in Eigenherstellung produzierten Lichtschutzfaktor. Dieser Sonnenschutz schützt den Pilz selbst und die darunterliegende Haut effektiv vor der Sonne. Außerdem produziert der Pilz Azelainsäure, die die Pigmentproduktion in den Pigmentzellen hemmt. Das Nebeneinander von sonnengebräunter, pilzfreier Haut und den hellen, durch den Pilz vor der Sonne geschützten Stellen verleiht dem Schwitzpilz sein typisches landkartenartiges Aussehen. Azelainsäure und Malassezia-Sonnenschutz sind auch der Grund, warum dein Kind auch mit der besten Pilzbehandlung die weißen Flecken nicht schlagartig los wird. Es kann noch Wochen oder Monate dauern, bis die Haut das fehlende Hautpigment nachproduziert und sich die Hautfarbe normalisiert hat.

Neben dem weißen Schwitzpilz gibt es auch einen roten Schwitzpilz. Dieser verursacht eine oberflächliche Entzündung der Haut. Malassezia produziert neben dem Lichtschutzfaktor nämlich noch weitere Stoffwechselprodukte, darunter Fettsäuren, die die Haut reizen und so eine Rötung verursachen.

Solltest du bei deinem Kind einen Schwitzpilz vermuten, kannst du eine Behandlung mit Anti-Pilz-Cremes oder -Shampoos versuchen. Zu den gängigen Wirkstoffen gehören Ketoconazol, Ciclopiroxolamin, Econazol und Clotrimazol. Viele dieser Produkte sind rezeptfrei in der Apotheke erhältlich. Oftmals ist eine Kombination aus Creme und Shampoo hilfreich, um dem Pilz den Garaus zu machen. Anti-Pilz-Shampoos sind deshalb so wichtig, weil die Hefepilze mit Vorliebe auf unserer Kopfhaut residieren. Wenn ihr euch unsicher seid oder die Behandlung nicht anschlägt, fragt wie immer eure Hautärztin oder euren Kinderarzt. Übrigens ist Schwitzpilz nicht ansteckend, du kannst dein Kind also weiterhin bedenkenlos in die Kita oder in die Schule schicken und es mit anderen Kindern spielen lassen.

Bevor du aber nach einer erfolgreichen Behandlung die Korken knallen lässt, verschwende noch ein paar Gedanken an die Vermeidung der nächsten Schwitzpilzepisode. Regelmäßiges Duschen oder Baden, besonders nach dem Schwitzen, sind dafür besonders wichtig. Außerdem ist atmungsaktive, lockere Kleidung sehr hilfreich. Fettreiche Cremes sind für den Pilz wie ein All-you-can-eat-Buffet und sollten deswegen besser nicht verwendet werden. Wenn es trotz aller Vorsicht zu einem Rückfall kommt, ärgere dich nicht. Malassezia ist ein Teil der normalen Hautflora und kann sich deswegen immer mal wieder durch harmlose Flecken bemerkbar machen.

Insekten und Parasiten

Es gibt Urlaubsorte auf der Welt, die umwerfend schön sind – zum Beispiel die ewigen Sumpflandschaften der Everglades in Florida oder die schottischen Highlands mit ihren vielen malerischen Seen. Diese atemberaubenden Landschaften lassen das Herz eines jeden Naturliebhabers höherschlagen. Wir Eltern atmen endlich wieder durch und schießen vor spektakulärem Hintergrund Familienfotos. Und die Kinder lernen auf langen Wanderungen die Natur kennen und lieben. So zumindest stellt man es sich in der Theorie vor. Die Praxis sieht oft anders aus: Besonders der Florida- und Schottlandurlaub wird dank riesiger Mückenschwärme schnell zum juckenden Alptraum.

Dann lieber doch Urlaub auf Balkonien oder mit Fritten am Baggersee! Aber auch bei uns werden laue Sommernächte immer häufiger von den fliegenden Plagegeistern gestört. Die Dämmerung haben sich die Mücken zur Hauptjagdzeit ausgesucht, weil sie dann am besten getarnt sind. Übrigens sind es nur die weiblichen Blutsauger, die uns attackieren. Die Männchen sind Veganer und ernähren sich ausschließlich von Blütennektar.

Während Mücken – zumindest hierzulande – nur in sehr seltenen Fällen Krankheiten übertragen, ist bei Zecken mehr Vorsicht geboten. Die im hohen Gras lauernden Spinnentiere können nämlich Krankheiten wie Borreliose oder Frühsommer-Meningoenzephalitis (FSME) im Gepäck haben. Auch der Stich einer Biene oder Wespe kann deine Hilfe erfordern. Richtig aktiv werden heißt es für die ganze Familie dann, wenn dein Kind Kopfläuse oder die Krätze-Milben mit nach Hause bringt.

Mückenstiche

Wenn eine Mücke ihr Opfer auserkoren hat, landet sie und bohrt ihren spitzen Saugrüssel in die Haut. Einmal eingedrungen, spritzt sie einen Wirkstoffcocktail in die Haut, der neben einem Betäubungsmittel einen Gerinnungshemmer enthält. Das Betäubungsmittel soll verhindern, dass eine Menschenhand dem Saugakt (und der Mücke) ein jähes Ende bereitet. Das Mittel zur Hemmung der Blutgerinnung enthält die Mückenspucke, damit die Mücke in aller Ruhe Blut aufsaugen kann. Wenn die Mücke satt ist, schwirrt sie befriedigt davon. Bis unser Immunsystem den Überfall bemerkt, dauert es eine Weile. Die Entzündungszellen werden aktiviert und die Mastzellen schütten ihr Histamin aus (Kapitel »Nahrungsmittelallergien sind in aller Munde«, Seite 79). Auf der Haut erkennt man, dass an der Einstichstelle eine rote Quaddel entsteht.

Dass Mücken Menschen mit süßem Blut am liebsten stechen, ist übrigens ein Aberglaube. Stattdessen sind es die unappetitlichen Gase, die wir ausdampfen, die die Mücken so richtig auf Touren bringen. Ein besonderes Schmankerl für die Mücken ist das Kohlenstoffdioxid, das wir über die Lunge ausatmen. Der Anteil an CO_2 unterscheidet sich von Mensch zu Mensch; das erklärt, warum manche eher zur Zielscheibe werden als andere. Außerdem finden Mücken Körpergeruch anziehend. Wenn es nach den Mücken ginge, könnte nicht genug Milchsäure, Harnsäure oder Ammoniak im Schweiß enthalten sein. Sportlerinnen und Sportler werden besonders gern gestochen, was neben dem Schweißgeruch auch an der höheren Körpertemperatur liegt. Weil Schwangere ebenfalls eine leicht erhohte Körpertemperatur haben, gehören sie ebenfalls zum bevorzugten Fressen für die Blutsauger.

Zum Glück übertragen Mücken in unseren Breitengraden keine gefährlichen Erkrankungen. In anderen Teilen der Welt ist die Situation anders: In Afrika zum Beispiel übertragen Mücken gefährliche Infektionserkrankungen wie Dengue-Fieber oder Malaria. In Mitteleuropa sind wir davor aktuell noch sicher. Trotzdem ist es gut, wenn man weiß, wie man sich zumindest ein bisschen vor lästigen Mückenstichen schützen kann.

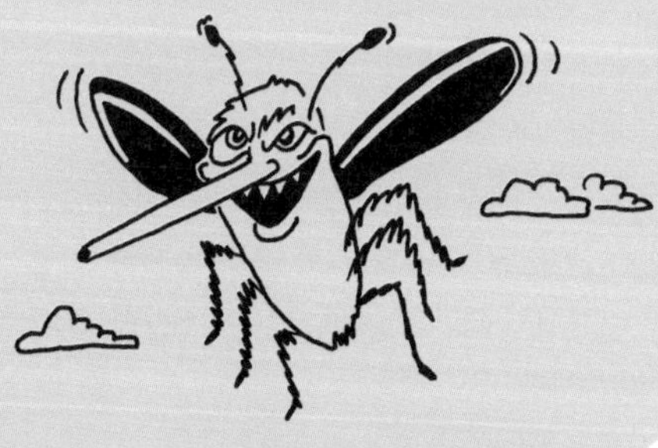

Ein Mückenstich kann ganz schön fies sein.

TIPP

Effektive Hilfe bei Insektenstichen

Schritt für Schritt gegen Mückenstiche

Den größten Bemühungen zum Trotz wird dein Kind früher oder später trotzdem gestochen werden. Und das ist auch nicht so schlimm. Wenn dein Kind ein fieser Mückenstich plagt, findest du hier einige Tipps, um die Beschwerden zu lindern und das Jucken zu reduzieren.

1. Reinige die betroffene Hautstelle mit Wasser und Seife. Das hilft, Schmutz und Keime zu entfernen, die die Situation verschlimmern könnten.
2. Kühle den Stich mit feuchten Umschlägen oder einem Coolpack, um die Schwellung zu verringern. Du kannst auch Aloe-vera-Gel oder ein spezielles Insektenstichgel verwenden – am besten frisch aus dem Kühlschrank für den Extra-Anti-Juckeffekt.
3. Behandle die Stiche, wenn nötig, punktuell mit einer schwach wirksamen Kortisoncreme, zum Beispiel mit Hydrocortison (rezeptfrei in Apotheke erhältlich), um die Schwellung und den Juckreiz zu reduzieren (ein- bis zweimal täglich).
   Bei starken Schwellungen oder unerträglichem Juckreiz kannst du deinem Kind auch Antihistaminika in Form von Tabletten oder Saft (wie Cetirizin) für einige Tage verabreichen, um den Juckreiz und die Schwellungen zu lindern.
4. Wärme ist hilfreich. Mit einem speziellen Insektenstichheiler kannst du den Stich gezielt erhitzen und den Juckreiz blockieren. Beachte bitte die Anwendungshinweise, denn bei Kindern ist oft eine kürzere Kontaktdauer nötig als bei Erwachsenen.
5. Decke die betroffene Stelle mit Kleidung oder einem Pflaster ab, um zu verhindern, dass dein Kind kratzt und Bakterien in die Wunde bringt. Es gibt auch spezielle gitterförmige Moskito-Pflaster, die bei Kindern beliebt sind und die Haut gut schützen.

Neben Mücken gibt es noch andere stechwütige Insekten. Bienen und Wespen sind für unser Ökosystem außerordentlich wichtig, ihre schmerzhaften Stiche würde man sich trotzdem gern sparen. Das gilt besonders, weil sie in seltenen Fällen bedrohliche Allergien verursachen können. Damit du deinem Kind bei einem Stich optimal helfen kannst, haben wir unser Know-how zum Thema in der folgenden Schritt-für-Schritt-Anleitung zusammengefasst.

Schritt für Schritt gegen Bienen- oder Wespenstiche

1. Stachel entfernen: Kratze den Stachel vorsichtig weg. Du kannst die Kante einer Kreditkarte verwenden, um damit über die Haut zu fahren.
2. Stelle reinigen: Wasche die betroffene Stelle gründlich mit Wasser und Seife, um Schmutz und Keime zu entfernen.
3. Kühlen: Lege für etwa zehn Minuten einen feuchten Lappen, ein Coolpack oder einen Eiswürfel auf die Einstichstelle, um die Schwellung zu reduzieren.
4. Hochlagern: Lagere den Arm oder das Bein, an dem dein Kind gestochen wurde, möglichst hoch. Das hilft gegen die Schwellung.
5. Äußerliche Behandlung: Trage ein Insektenstichgel aus der Apotheke oder Aloe-vera-Gel auf. Sollte die Schwellung sehr groß und schmerzhaft sein, kannst du auch eine schwach wirksame Kortisoncreme (zum Beispiel Hydrocortison) aus der Apotheke ein- bis zweimal täglich auftragen.
6. Schmerzlinderung: Gib deinem Kind ein altersgerechtes Schmerzmittel (zum Beispiel Paracetamol oder Ibuprofen), wenn die Schmerzen stark sind.
7. Juckreiz reduzieren: Bei starkem Juckreiz kann ein altersgerechtes Antihistaminikum für ein bis drei Tage eingenommen werden (rezeptfrei in der Apotheke erhältlich).
8. Medizinische Hilfe im Notfall: Sollten juckende Quaddeln am ganzen Körper, ein »Frosch im Hals«, Atemnot oder Kreislaufbeschwerden (»Schwarz vor Augen«, oder schummriges Gefühl) auftreten, wähle sofort den Notruf 112.

Bei Wespen- oder Bienenstichen im Mund oder Rachen solltest du ebenfalls sofort den Notarzt verständigen, da die Schwellung die Atmung behindern kann. Wenn du einen Stichheiler hast, kannst du diesen übrigens ebenfalls verwenden, um den Juckreiz und die Entzündung zu reduzieren.

Weil die Mücken ihre Opfer am Geruch ausmachen, sollten schweißtreibende Aktivitäten in den Abendstunden nicht im Freien stattfinden, und vor allem nicht in der Nähe von stehenden Gewässern, weil diese als Brutstätte der Blutsauger dienen. Aus demselben Grund ist es clever, nach dem Sport die Haut abzuwaschen und die Kleidung zu wechseln. Außerdem zieht helle, locker sitzende Kleidung, die möglichst viel Haut bedeckt, die Mücken weniger an. Wenn ihr in ländlicher Umgebung wohnt, könnt ihr auch überlegen, ob Mückengitter an den Fenstern und Türen eures Hauses sinnvoll für euch sind. Checkt auch mal eure Gartentonne: Wenn ihr tausende kleine schwimmende Mückenlarven im Wasser entdeckt, ist es vielleicht an der Zeit, das Wasser auszukippen.

Zeckenstich

Dank des Klimawandels fühlen sich Zecken bei uns mittlerweile so wohl wie deutsche Touristinnen und Touristen an der Costa del Sol. Die milderen Temperaturen führen nicht mehr zum kollektiven Kältetod im Winter, stattdessen erfreuen sich die lästigen Spinnentiere nun ganzjährig bester Gesundheit. Die deutsche Standardzecke, der gemeine Holzbock, hat einen ausgesprochen guten Geruchssinn und kann ihre Opfer über eine Entfernung von bis zu 30 Metern am Geruch erkennen.[64] Ihre Nase befindet sich übrigens nicht, wie man erwarten würde, zwischen den Augen, sondern an den Vorderbeinen. Der Spruch »Wer es nicht im Kopf hat, hat es in den Beinen« bekommt da eine ganz neue Bedeutung!

Kinder sind für Zecken wie ein Fünf-Sterne-Buffet. Denn Kinder spielen draußen, kriechen durchs Gebüsch und rennen wild durch hohes Gras. Die Zecken sitzen auf Gräsern und Büschen und freuen sich schon auf eine leckere Mahlzeit. Mit ihren ausgezeichneten Kletterfähigkeiten erreicht eine ausgewachsene Zecke auch Gräserspitzen in einer schwindelerregenden Höhe von bis zu eineinhalb Metern! Es ist aber ein Mythos, dass Zecken von Bäumen fallen oder springen können. Stattdessen warten sie geduldig auf ein vorbeitollendes Kind. Ist der große Moment gekommen, klettern sie in Sekunden auf die Kinderhaut und halten sich dort fest. Sie suchen sich ein stilles Plätzchen und bereiten alles für die sehnlich erwartete Blutmahlzeit vor. Am liebsten stechen die Zecken bei Kindern übrigens am Kopf und am Hals zu. Sogar unter Armbanduhren wurden Zecken schon entdeckt. Wenn alles bereit ist, pieksen sie mit ihrem Stechapparat in die Haut. Eine Art Hautkleber hilft ihnen dabei, den Stechapparat fest zu verankern. Und dann saugen die kleinen Vampire ganz genüsslich das Kinderblut ein. Bis zu einer Woche lang lassen sie es sich schmecken. Das ausgiebige Schlemmen ist auch bitter nötig, denn die Zecken müssen mit einer einzigen Blutmahlzeit bis zu zehn Jahre auskommen.[65]

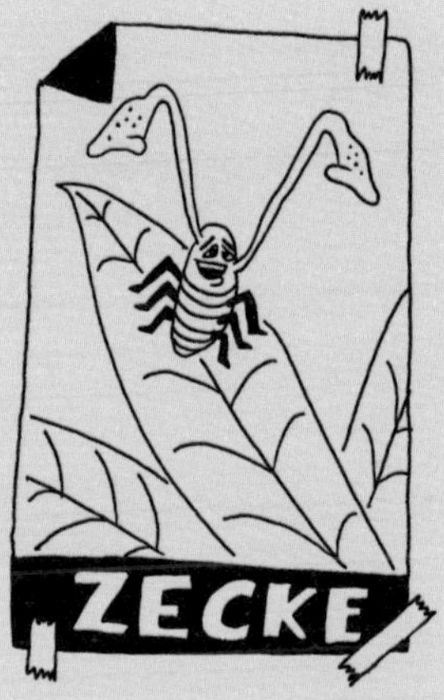

Zecken riechen ihre Opfer und tragen ihre Nasen an den Vorderbeinen.

Fast würde man es den kleinen Spinnentieren gönnen, wären da nicht die ansteckenden Krankheiten, die sie während des Saugakts manchmal übertragen. Es handelt sich um die Borreliose und die Frühsommer-Meningoenzephalitis, kurz FSME. Wie hoch das Risiko für eine Übertragung ist, hängt dabei vom Wohnort ab. Wenn du herausfinden möchtest, wie es bei euch zu Hause aussieht, kannst du für Deutschland die Website des Robert-Koch-Instituts checken (www.rki.de) und für Europa die Website des European Center for Disease Control (www.ecdc.europa.eu).

Wenn du nach einem aufregenden Tag im Freien bei deinem Kind (oder dir selbst) eine Zecke entdeckst, ist es Zeit, aktiv zu werden. Greife die Zecke mit einer Pinzette so nah wie möglich an der Haut und ziehe sie langsam und gerade heraus. Beim Herausziehen darf der Zeckenkörper nicht gequetscht werden, weil die Krankheitserreger im Darm der Zecke sitzen und bei Druck auf den Zeckenbauch Richtung Kinderhaut befördert werden. Mit einer Zeckenkarte aus der Apotheke geht das Entfernen übrigens besonders gut.

In jedem Fall gilt: Verwende kein Öl, keinen Klebstoff und keinen Nagellack, denn die Zecke ist kein Gast im Beauty-Salon. Und damit die Zecke nach einer erfolgreichen Entfernung keine zweite Chance bekommt, zerquetscht man sie anschließend am besten mit einem harten Gegenstand. Bei diesem letzten Akt sollte man wirklich gründlich sein, denn die Zecken sind wahre Überlebenskünstler. Sie sind schon aus so manchem Waschbecken, aus Toiletten und sogar aus Waschmaschinen wieder auferstanden.

Den Zeckenleichnam brauchst du übrigens nicht aufzubewahren. So manche besorgten Eltern bringen ihn mit in die Arztpraxis, um ihn auf Krankheitserreger untersuchen zu lassen. Eine solche Untersuchung bringt jedoch keinen Zugewinn, weil Erreger im Zeckenkörper nichts darüber aussagen, ob sich diese tatsächlich übertragen haben und sich das Kind angesteckt hat oder nicht.

Mach dir keine Sorgen, wenn nach der Entfernung kleine schwarze Punkte um die Einstichstelle zurückbleiben. Der Stechapparat der Zecke steckt so fest in der Haut, dass er bei der Entfernung oft abreißt. Das ist aber halb so schlimm. Wenn du die Stelle mit einem alkoholfreien Desinfektionsmittel abtupfst, entfernst du die Keime – und den Zeckenrest wird die Haut deines Kindes von ganz allein los. Auf welche Zeichen du nach einem Zeckenstich achten solltest, um möglichst früh eine eventuelle Infektion zu erkennen und ärztlich checken zu lassen, kannst du in der nebenstehenden Tabelle nachlesen.

Zeitpunkt nach dem Stich	Symptom	Mögliche Ursache
1–2 Tage	Rötung und Juckreiz an der Einstichstelle	Harmlose Immunreaktion auf den Zeckenstich
3 Tage bis 3 Wochen	Wanderröte: mindestens 5 cm große, ringförmige Rötung um den Stich, die sich ausbreitet, auch an mehreren Stellen möglich	Borreliose
1–2 Wochen	Grippeähnliche Symptome mit Fieber	FSME
1–2 Monate[66]	Einzelner rot-blauer, schmerzloser Knoten, häufig am Ohr, an der Brustwarze oder im Intimbereich	Borreliose

Kopfläuse

Kopfläuse. Allein bei diesem Wort stellen sich einem die Nackenhaare auf. Diese winzigen Blutsauger sind ein echtes Abenteuer für die ganze Familie – spätestens, wenn es Geschwisterkinder und Eltern ebenfalls juckt. Wenn zwei Menschen die Köpfe zusammenstecken, klettern die winzigen Biester, die wie lang gezogene Miniaturkrebse aussehen, unbemerkt von einem Kopf zum anderen. Springen oder fliegen können Läuse nicht. Dafür halten sie sich mit ihren Krallen an den Haaren fest und krabbeln so flink wie Hochseilartisten durch den Haarwald. Mehrmals pro Tag seilen sie sich auf die Kopfhaut ab, um sich bei einer Blutmahlzeit zu stärken. Sie spießen ihren Stechapparat in die Kopfhaut und lassen sich das Kinderblut schmecken. Wie bei Mückenstichen gerät dabei Parasitenspucke in die Wunde, was nach einigen Wochen zu juckenden Hautentzündungen und Kratzspuren am Nacken oder hinter den Ohren führt. Kopfläuse sind echte Vielfresser: Ohne menschliches Blut verhungert die Laus nach spätestens drei Tagen.[67] Nach wenigen Stunden ohne Kontakt mit der Kopfhaut ist sie aber schon so geschwächt, dass sie keinem Menschen mehr etwas zu Leide tun kann. Deshalb ist eine Übertragung über gemeinsam genutzte Mützen, Handtücher, Bettwäsche oder Haustiere eine Seltenheit.

In der Dunkelheit der Kopfhaare fühlen sich die lichtscheuen Tiere pudelwohl und vermehren sich nach Herzenslust. Ihre weißen oder bräunlichen Eier sehen wie kleine Sandkörnchen aus. Sie werden mit einem stark haftenden Kleber an die Haare in der Nähe der Kopfhaut geklebt. Aus ihnen schlüpft nach einer Woche der Nachwuchs. Die leeren Eier, auch Nissen genannt, lassen sich nicht einfach wie Schuppen abstreifen oder abwaschen. Sie wachsen stattdessen langsam über Monate mit den Haaren heraus. Nach vier

Wochen blickt die Mutterkopflaus stolz auf ihr Lebenswerk zurück und verabschiedet sich sang- und klanglos ins Jenseits. Dann übernehmen die Baby-Kopfläuse das Kommando und führen das Familienbusiness weiter.

Wenn es auf dem Kopf eines Kindes krabbelt, hat das sicher nichts mit unhygienischen Verhältnissen zu Hause zu tun. Sich Läuse *(Pediculosis)* einzufangen, ist schlicht und ergreifend Pech – und kann jeden treffen. Ben oder Maja, Raupengruppe oder Grundschulklasse, lockig oder glatt – das ist der Laus Latte. Die Laus nimmt, wen sie kriegt. Gefährliche Erkrankungen übertragen die Läuse übrigens nicht.

TIPP

So findest du heraus, ob dein Kind Läuse hat

Du brauchst:

- Läuse- oder Nissenkamm (Zinkenabstand muss weniger als 0,3 Millimeter haben; rezeptfrei in Apotheke oder in Drogeriemarkt erhältlich)
- Lupe
- Helles Taschentuch
- Anti-Läusemittel mit Silikonöl (rezeptfrei in Apotheke erhältlich)
- Haarpflegespülung (Conditioner)
- Mildes Haarshampoo

1. Trage eine Pflegespülung nach dem Waschen auf die feuchten Haare auf. Trockne die Haare anschließend mit Handtuch leicht an.
2. Entwirre das feuchte Haar erst mit einer normalen Bürste und kämme dann die Haare Strähne für Strähne jeweils zweimal direkt von der Kopfhaut bis zur Haarspitze mit dem Nissenkamm durch.
3. Streife den Kamm nach jeder Strähne auf einem hellen Taschentuch ab und suche mit einer Lupe in den Resten der Haarspülung nach Läusen. Diese sind hellbraun und fast durchsichtig, so groß wie ein Streichholzkopf. Wenn du Läuse findest, sollten auch alle engen Kontaktpersonen mit derselben Methode gecheckt werden.

Hast du bei deinem Kind eine Laus entdeckt, solltest du die Läuse möglichst rasch und mit aller Sorgfalt bekämpfen, damit du sie wirklich los wirst.

Und so wirst du die Läuse los

So geht's:

Tag 1: Trage auf die trockenen Haare und die Kopfhaut deines Kindes ein spezielles Läusemittel auf, das Silikonöl enthält. Lasse es gemäß Packungsbeilage für mehrere Minuten einwirken. Entferne nun die Läuse und Nissen Strähne für Strähne mit einem Nissenkamm. Wasche anschließend die öligen Haare mit einem Kindershampoo aus.

Tag 5: Du wendest noch einmal die »Pflegespülung-Methode« an, um sicherzustellen, dass keine neuen Läuse vorhanden sind. Solltest du noch lebende Läuse finden, musst du wieder von vorn (Tag 1) beginnen.

Tag 9: Behandle die Haare deines Kindes mit dem Läusemittel nach acht bis zehn Tagen erneut (siehe Tag 1). So stellst du sicher, dass auch neu geschlüpfte Läuse entfernt werden.

Tag 13, 20 und 27: Zur abschließenden Kontrolle wendest du einmal in der Woche die »Pflegespülung-Methode« an. Solltest du Läuse aufspüren, dann beginnst du wieder bei Tag 1.

Sorgfalt und Geduld sind der Schlüssel zu einer erfolgreichen Kopflausbehandlung. Eine zu kurze Einwirkzeit oder ein ungleichmäßiges Verteilen des Läusemittels, das Vergessen der Wiederholungsbehandlung oder eine Wiederansteckung durch andere Personen können Gründe für hartnäckige Kopfläuse sein.

Gut zu wissen:

Wasche nur Textilien, die Hautkontakt hatten (zum Beispiel Bettwäsche, Handtücher und Kleidung) der betroffenen Kinder bei 60 Grad Celsius. Den Großputz kannst du dir sparen.

Lege Kämme und Bürsten für mindestens zehn Minuten in heißes Seifenwasser ein.

Achte darauf, dass dein Kind keine Haarutensilien mit anderen teilt.

Informiere Gemeinschaftseinrichtungen wie Kita, Sportgruppen und Freundinnen und Freunde.

Dein Kind sollte bis zum Abschluss der ersten Behandlung zu Hause bleiben.

Krätze

Jemandem »die Krätze wünschen« verheißt nichts Gutes. Und es ist schlimm, wenn man sie sich selbst einfängt. Wenn es um Krätze *(Scabies)* geht, denken die meisten direkt an Seuche, Dreck und Elend. Tatjana und ich haben viele Menschen mit Krätze begleitet und wir können dir sagen: Nichts davon trifft zu. Die Krätze ist kein Zeichen von schlechter Hygiene, sie sagt absolut gar nichts über die Menschen aus, die sich mit ihr anstecken. Ich erinnere mich an die Familie eines hochrangigen Politikers, bei der sich ausnahmslos alle Familienmitglieder angesteckt haben, und an eine Familie aus einer Flüchtlingsunterkunft mit derselben Diagnose. Krätze ist ansteckend, unangenehm und hartnäckig – aber kein Zeichen von Vernachlässigung. Die Betroffenen haben schon genug unter ihrem Juckreiz zu leiden, fiese Sprüche sind hier fehl am Platz.

Die juckenden Entzündungen, die bei der Krätze auftreten, werden von Krätzmilben verursacht. Die Milben auf der Haut einer infizierten Person bewegen sich nur sehr langsam. Deswegen brauchen die Milben einige Zeit, ungefähr zehn Minuten engen Körperkontakt, um von einer Person auf eine andere zu krabbeln.[68] Ist ein neuer Lebensraum erschlossen, graben die Milben ein bis zwei Zentimeter lange Gänge in die Haut, an deren Ende sie ihre Eier legen. Aus diesen Eiern schlüpft nach etwa einer Woche der Nachwuchs. Weil Krätzmilben faul sind, suchen sie sich für ihre Gänge besonders Hautstellen aus, an denen die Hornschicht nicht besonders dick ist. Man findet die Gänge deshalb häufig zwischen den Fingern, im Intimbereich oder um den Bauchnabel. Bei Säuglingen können auch das Gesicht und die Hand- und Fußflächen betroffen sein. Mit etwas Übung kann man die geschlängelten Gänge mit bloßem Auge erkennen.

Als Betroffener merkt man von diesen Tunnelgrabungen lange nichts. Erst etwa zwei bis sechs Wochen nach der Infektion fängt die Haut um die Gänge herum an zu jucken. Die Betroffenen kratzen und kratzen, aber das Jucken lässt nicht nach. Grund für den Juckreiz sind die Hinterlassenschaften der Milbe: Eier und Kot. Richtig gelesen – wie alle anderen Lebewesen müssen die Milben irgendwann »groß«. Um sich zu erleichtern, lassen sie Kotballen in den selbst gegrabenen Gängen in der Haut

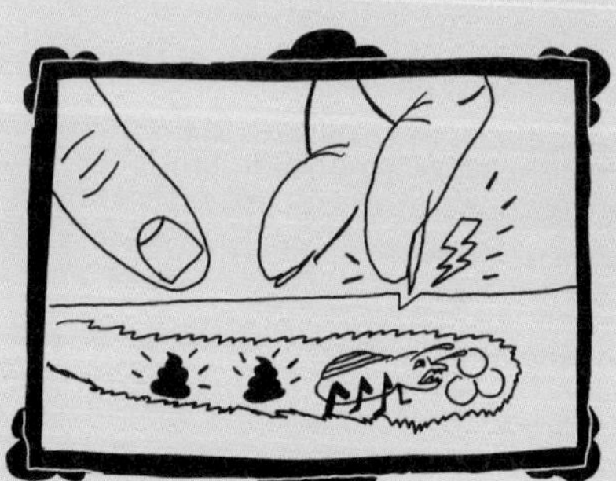

Der Kot und die Eier der Milben lösen Entzündung und Juckreiz aus.

TIPP

Wie du Krätze wieder los wirst

Du brauchst:

- Die Diagnose Krätze von einer Ärztin oder einem Arzt
- Permethrin-Creme 5 Prozent (mit Rezept aus der Apotheke)
- Sorgfalt bei der Durchführung der Behandlung

Bevor es losgeht:

- Sorge dafür, dass die Nägel deines Kindes kurz sind, um das Kratzen und die Ausbreitung der Milben zu minimieren.
- Wasche alle Kleidungsstücke, Bettwäsche und Handtücher, die dein Kind in den letzten Tagen benutzt hat, bei 60 Grad Celsius oder lege sie für mindestens sieben Tage in luftdicht verschlossene Plastiktüten.

Tag 1: Trage die Permethrin-Creme am Abend vor dem Schlafengehen auf die gesamte Haut deines Kindes auf, beginnend vom Kopf bis zu den Füßen. Bei Kindern ab zwei Jahren und Erwachsenen wird erst vom Kinn abwärts gecremt. Achte darauf, dass wirklich jeder Millimeter der Haut gut mit Creme bedeckt ist.

Lasse die Creme mindestens zwölf Stunden ungestört über Nacht einwirken.

Tag 2: Wasche die Creme am Morgen nach der Behandlung unter der Dusche gründlich mit Wasser ab. Schlafbekleidung und Bettwäsche werden bei 60 Grad Celsius gewaschen. Sollten nach der Anwendung Rötungen oder Hautirritationen auftreten, helfen kühle Umschläge und eine Pflegecreme.

Tag 10: Führe die Behandlung mit der Permethrin-Creme nach sieben bis zehn Tagen erneut durch, um sicherzustellen, dass auch der letzte Rest vom Milbenfest abgetötet wurde.

Tag 24: Vereinbare nach Abschluss der zwei Behandlungen einen Termin in der Hautarztpraxis, um sicherzustellen, dass keine Milben mehr vorhanden sind. Wenn der Juckreiz und die Hautentzündungen auch nach Vernichtung der Milben weiterhin schlimm sind, kann eine Kortisoncreme helfen.

Wichtige Hinweise:

- Händewaschen oder Desinfizieren der Haut kann eine Ansteckung nicht verhindern.
- Alle Familienmitglieder und sonstigen engen Kontaktpersonen von der Oma bis zur Babysitterin sollten ebenfalls zeitgleich mit dem betroffenen Kind behandelt werden, um einen Pingpong-Effekt zu vermeiden.
- Auch nach einer erfolgreichen Therapie können Hautausschlag und Juckreiz noch bis zu sechs Wochen anhalten.

zurück. Die Milbenexkremente rufen das Immunsystem auf den Plan, was wiederum mit einer heftigen Kontaktallergie reagiert. Du erkennst diese Immunreaktion an roten Knötchen, Bläschen und Eiterpusteln an der Haut – und natürlich am höllischen Juckreiz. Die Milben selbst bleiben unter dem Radar, von ihnen spürt man nichts.

Du fragst dich, warum du dich mit den Stuhlgewohnheiten der Milben auseinandersetzen solltest? Reicht es nicht, einfach Creme daraufzuschmieren und fertig? Die Antwort ist leider Nein. Für eine erfolgreiche Behandlung muss man nicht nur die Milben ausschalten, sondern auch die allergische Reaktion auf den Milbenkot behandeln. Egal, welches Anti-Krätze-Medikament du bekommst, ob Cremes oder Tabletten – die Behandlung muss immer zweimal durchgeführt werden, um beim ersten Mal die erwachsenen Milben zu killen und beim zweiten Mal, etwa eine Woche später, die mittlerweile geschlüpften Babymilben kaltzumachen. Weil der Juckreiz aber nicht auf die Milben, sondern ihre Eier und Ausscheidungen zurückgeht, müssen sich Betroffene so lange gedulden, bis sich die komplette Epidermis einmal erneuert hat und die Gänge zusammen mit den Hinterlassenschaften der Milbe abgeschilfert sind. Erst wenn der ganze Mist passé ist, hat dein Kind Ruhe. Das dauert etwa vier bis sechs Wochen.[69] Während dieser Zeit kann eine entzündungshemmende Creme helfen, die juckenden Knötchen zu lindern, die durch die Kontaktallergie auf der Haut entstanden sind.

Verletzungen der Haut

Dein Kind ist auf dem Spielplatz. Die Sonne scheint und die Stimmung ist gut. Während du dich gerade mit anderen Eltern über den Sommerurlaub unterhältst, klettert dein Kind auf den Kletterturm. Über die Schulter deines Gesprächspartners siehst du gerade noch, wie dein Kind stolz in deine Richtung winkt, dann aber das Gleichgewicht verliert, taumelt und abstürzt. Sofort rennst du zur Unfallstelle, dein Kind findest du tränenüberströmt. Nachdem du es in den Arm genommen und etwas getröstet hast, versuchst du dir einen Überblick zu verschaffen: Der Kopf ist okay, das ist schon mal gut, Arme und Beine sind zum Glück nicht gebrochen. Aber an der rechten Handfläche entdeckst du eine blutende Schürfwunde.

Kaum ein Abenteuer vergeht ohne Kratzer und Blessuren. Verletzungen gehören zur Kindheit wie Pommes zum Freibadbesuch. Und nachdem das Schlimmste überstanden ist, kann das Pflaster als Zeichen besonderer Tapferkeit stolz präsentiert werden.

Gefährlich sind die Platz-, Schürf- und Quetschwunden bei den Kleinen nur selten. Trotzdem ist es gut zu wissen, wie man Wunden richtig beurteilt und was zu tun ist, damit dem nächsten Abenteuer nichts im Wege steht.

Oberflächliche Wunden

Das beste Beispiel für eine oberflächliche Wunde ist die Schürfwunde. Hier ist nur die obersten Hautschichten – Epidermis und zum Teil die Lederhaut – abgekratzt, zum Beispiel, wenn ein Kind auf dem Asphalt stürzt und sich die Knie aufschlägt.

Erster Schritt ist die Blutstillung. Dafür kannst du ein sauberes Baumwolltuch (oder eine Kompresse aus der Apotheke) nehmen. Drücke damit direkt auf die Wunde und zwar so lange, bis die Blutung gestoppt ist. Schau dir die Wunde danach genau an. Siehst du Steinchen, Glas oder sonstige Fremdkörper in der Wunde? Verwende Leitungswasser (oder 0,9-prozentige Natriumchloridlösung aus der Apotheke), um die Wunde zu reinigen und Schmutz zu entfernen. Weil trotzdem Bakterien in die Wunde gelangt sein können, würde ich sie anschließend noch mit einem alkoholfreien Desinfektionsmittel abtupfen. Als Letztes kommt noch ein Pflaster auf die Wunde. Dazu kannst du entweder

Bei diesen Wunden solltest du mit deinem Kind zur Ärztin oder zum Arzt gehen

- Tiefe oder große Wunden, besonders bei Verletzungen von Blutgefäßen, Nerven, Sehnen, Muskeln oder Knochen
- Tiefe Wunden im Gesicht
- Bisswunden, die durch Menschen- oder Tierbisse verursacht wurden, besonders Katzenbisse (Infektionsgefahr!)
- Wenn du Fremdkörper wie Steinchen oder Holzsplitter nicht aus der Wunde entfernen kannst
- Wunden, die nicht aufhören zu bluten
- Bei Infektionszeichen wie Rötung, Schwellung, Schmerzen, Eiter
- Wenn du dir unsicher bist, ob der Tetanusschutz noch aktuell ist (prüfe das im Impfpass)
- Wenn Wunden nicht richtig heilen

ein normales Pflaster oder ein spezielles »Schürfwundenpflaster« (Hydrokolloid) aus der Apotheke oder Drogerie verwenden. Weil sich Bakterien in Pflastern auch sehr wohlfühlen, sollte es täglich gewechselt werden. Es ist übrigens ein Mythos, dass Wunden an der Luft besser heilen. Tatsächlich ist die Wunde schneller wieder geschlossen, wenn sie abgedeckt und unter dem Pflaster leicht feucht ist. Kurzes Duschen ist natürlich okay. Mit Baden oder Schwimmen sollte dein Kind aber besser warten, bis die Wunde verheilt ist.

Sobald die Wunde »zu« ist, kann eine Pflegecreme aufgetragen werden, um die Haut weich zu halten und Spannungsgefühl und Juckreiz zu reduzieren. Hierfür kannst du eine Wundheilsalbe mit Dexpanthenol, Vaseline, Kokosöl oder Aloe-vera-Gel verwenden.

Thermische Verletzungen: Verbrennungen und Verbrühungen

Bei diesem Thema lege ich die Karten auf den Tisch: Ich habe Schiss vor thermischen Verletzungen. Ich habe einige Male im Krankenhaus gesehen, was passiert, wenn Eltern einen kurzen Moment nicht aufpassen und das Kind einen folgenschweren Fehler macht. Schlimme Verbrennungen können große, schlecht heilende Wunden verursachen, die mit aufwendigen Hautverpflanzungen operativ verschlossen werden müssen. Das bedeutet für die Kinder einen monatelangen Leidensweg im Krankenhaus und unangenehme Narben, die sie ein Leben lang begleiten. Aber auch kleine Hitzeverletzungen können Narben verursachen und auch die bleiben den Kindern in leidvoller Erinnerung. Deswegen sollte alles, was heiß ist, mit großem Respekt behandelt werden. Dazu gehört auch der Kaffee im To-go-Becher, wenn gleichzeitig das Kind auf dem Schoß oder in der Trage sitzt – »Never ever ever« war die Empfehlung unserer Hebamme zu solchen Situationen. Auch herabhängende Tischdecken beim Kaffeekranz oder das Stromkabel vom Wasserkocher können verheerende Folgen für dein Kind haben.

Wer mit dem Feuer spielt …

Reden wir Tacheles: Die Gefahren lauern überall. Allein in Deutschland kommt es jedes Jahr zu 30.000 Verletzungen bei Kindern durch Hitze und viele davon müssen im Krankenhaus behandelt werden.[70] Schon in den eigenen vier Wänden wimmelt es vor Gefahrenquellen! Und dass Kinder neugierig nach allem greifen, was sie in ihre kleinen Hände bekommen, erhöht den Stresspegel bei uns Eltern weiter.

Ort	Gefahrenquelle	Was du tun kannst
Küche	Heiße Getränke oder Speisen in der Nähe von Kindern	Keine heißen Getränke oder Speisen halten, wenn das Kind auf dem Arm, in der Trage oder Schoß sitzt
	Heiße Getränke oder Speisen in der Küche	Heiße Getränke oder Speisen nicht zu nah am Rand von Tisch oder Arbeitsfläche platzieren
	Tischdecken	Vermeide herabhängende Tischdecken
	Wasserkocher und Elektrogeräte	Stelle Wasserkocher und Elektrogeräte außer Reichweite; vermeide herabhängende Kabel
	Töpfe und Pfannen auf dem Herd	Nutze hintere Herdplatten und drehe die Griffe nach hinten
	Heiße Herdplatten	Sichere das Kochfeld mit einem Herdschutzgitter
	Heiße Kamine und Backöfen	Halte Kinder von heißen Öfen und Kaminöfen fern
Badezimmer	Heißes Wasser aus Wasserhähnen	Installiere Thermostate, maximal 50 °C für Wasserhähne
	Badewasser	Kontrolliere die Badewassertemperatur (maximal 37 °C) mit einem Thermometer
	Wärmelampe	Wärmelampe in sicherem Abstand aufstellen
	Heißes Wasser zur Inhalation	Nur geprüfte Inhaliergeräte verwenden und Kind beaufsichtigen, keine Schalen mit heißem Wasser
	Heizdecken oder Kissen	Verwende keine Heizdecken oder Kissen
	Wärmflaschen	Fülle Wärmflaschen nur mit warmem Wasser (<60 °C) und verschließe sie gut
	Kirschkernkissen	Erwärme Kirschkernkissen nur leicht
Grill	Grill	Stelle den Grill kipp- und windsicher auf und lasse ihn niemals unbeaufsichtigt
	Brandbeschleuniger	Verwende keine flüssigen Brandbeschleuniger wie Spiritus oder Benzin
	Grillnähe	Halte Kinder in einem Sicherheitsabstand von 2 bis 3 Metern fern
Sonstige	Kaminofenscheiben und Heizkörper	Sichere heiße Kaminofenscheiben und Heizkörper
	Bügeleisen	Schalte das Bügeleisen aus und ziehe den Stecker, wenn du den Raum verlässt
	Feuerzeuge und Streichhölzer	Bewahre Feuerzeuge und Streichhölzer außer Reichweite auf
	Offenes Feuer (z. B. Kerzen, Feuerwerk)	Lasse Kinder nicht unbeaufsichtigt mit offenem Feuer

Viele Unfälle passieren, weil Kinder heißen Tee, Kaffeekannen oder Töpfe mit kochendem Inhalt vom Tisch oder vom Herd herunterziehen. Außerdem lauern in der Küche heiße Herdplatten und die Glasfront von eingeschalteten Backöfen. Häufig sind auch Verletzungen durch das Berühren von Heizkörpern oder Kaminöfen. Inhaliergeräte oder Wärmflaschen werden schnell zum Desaster, wenn die heiße Flüssigkeit auf die Kinder ausläuft.

Die erklärte Lieblingsfreizeitbeschäftigung der Deutschen – das Grillen – kann für Kinder ebenfalls zur Gefahr werden. Besonders kleinere Kinder wollen am liebsten hautnah dabei sein – und dann endet die gute Stimmung. Auch hier sollten wir Eltern unseren Kindern Vorbilder sein. Daher bewahrt bitte Abstand zur Hitzequelle und spritzt niemals Spiritus oder einen anderen Brandbeschleuniger vor den Augen der Kinder ins Feuer.

Verbrennungsgrade

Verbrennungen ersten Grades: Eine Verbrennung ersten Grades zeichnet sich durch eine Rötung der Haut aus, Blasen oder Wunden kommen nicht vor. Bestimmt hattest auch du schon einmal eine Verbrennung ersten Grades. Der häufigste Auslöser ist ein Sonnenbrand, aber auch kurzer Kontakt mit heißen Getränken, Herdplatten und dergleichen können Verbrennungen ersten Grades auslösen. Dabei wird die Haut in ihrer obersten Schicht geschädigt. Weil die beschädigten Hautzellen über die Blutbahn abtransportiert werden müssen, weiten sich die Blutgefäße. Der erhöhte Blutfluss ist der Grund für die überwärmte und gerötete Haut. Weil die Schädigung so oberflächlich ist, kommt es bei Verbrennungen ersten Grades nach dem Abheilen zum Glück nie zur Narbenbildung.

Kennst du das, wenn die Haut bei einem Sonnenbrand superempfindlich ist und sogar die Kleidung bei Berührung ein unangenehmes Brennen hervorruft? Diese Überempfindlichkeit ist typisch für Verbrennungen ersten Grades und kommt daher, dass die abgestorbenen Hornzellen die Nervenendigungen nicht mehr ausreichend abschirmen können. Deswegen liegen die zartbesaiteten Nervenendigungen ungeschützt in der Haut herum und reagieren wie Mimosen schon auf einen sanften Windstoß mit Schmerzen.

Verbrennungen zweiten Grades: Die Schmerzhaftigkeit spielt bei Verbrennungen zweiten Grades auch eine wichtige Rolle. Hier ist die Schädigung der Haut deutlich tiefer – mit den entsprechenden Konsequenzen. Der Hitzeschaden verursacht eine Entzündungsreaktion, die so stark ist, dass sich die Haut an manchen Stellen aufspaltet. Diese Spalten füllen sich mit Wundflüssigkeit und sind von außen als Blasen zu erkennen. Die Blasen sind das Erkennungsmerkmal von Verbrennungen zweiten Grades. Weil die Schädigung so tief ist, liegen hier die Nervenendigungen nicht nur frei, sondern sie werden massiv geschädigt. Wie sehr sie geschädigt werden, lässt sich an den Schmerzen abschätzen. Es klingt nicht gerade intuitiv, aber Schmerzen sind bei Verbrennungen ein gutes Zeichen. Denn Schmerzen sprechen dafür, dass die Nerven noch funktionieren (Verbrennung Grad 2a) und die Verbrennung nicht allzu tief ist. Hier hat die Haut noch die Chance, sich komplett zu erholen und ohne Narbe abzuheilen.

Wenn die Wunde dem Kind überraschend wenig weh tut, ist die Verbrennung so tief, dass die Nerven zerstört sind und keine Signale mehr an das Gehirn senden können (Verbrennung Grad 2b). Dann muss man mit Vernarbung an den verbrannten Hautstellen rechnen.

Verbrennungen dritten und vierten Grades: Derartige Verbrennungen sind seltener, aber deutlich schlimmer. Die Haut ist vollständig zerstört, entweder bis zum Fettgewebe (Grad 3) oder noch tiefer (Grad 4). Ich selbst habe nur einmal eine Grad-4-Verbrennung gesehen, die mir als trauriger Fall bis heute in Erinnerung bleibt. In einem Altenheim hatte man einer älteren Dame, die an einer bereits fortgeschrittenen Demenz litt, mit den besten Absichten eine Wärmedecke ins Bett gelegt. Diese Wärmedecke produzierte jedoch so viel Hitze, dass es zu Hitzewunden an den Beinen kam. Die Dame war geistig nicht in der Lage, ihre Beine von der Decke zu nehmen oder um Hilfe zu rufen. Sie erlitt schwerste Verbrennungen an beiden Beinen. Ich erzähle diese Geschichte, weil auch Kleinkinder nicht immer in der Lage sind, sich aus einer brandgefährlichen Situation zu befreien. Pass deswegen gut auf mit Wärmflaschen und sonstigen warmen Gegenständen, die viele mit ins Kinderbett legen.

Erste Hilfe bei Brandwunden

Die Erstversorgung von thermischen Verletzungen ist wie ein Tanz auf heißen Kohlen: Geschwindigkeit ist der Schlüssel, du solltest aber nichts überstürzen. Rasches Handeln ist entscheidend, damit Hitzeschäden möglichst eingedämmt werden und die Haut (und auch andere betroffene Organe, wie Augen oder Schleimhäute) das Unglück möglichst glimpflich überstehen. Mit den folgenden fünf Schritten hast du das Know-how für den Notfall:

1. Schritt: Löschen

Bring dein Kind aus der Gefahrenzone, achte dabei aber auch auf die eigene Sicherheit. Sollten Kleidungsstücke deines Kindes in Flammen stehen, lösche das Feuer mit Wasser oder einer Decke. Alternativ kannst du dein Kind auf dem Boden hin- und herrollen. Bei Verbrühungen entferne unverzüglich sämtliche Kleidungsstücke inklusive Windeln und Schmuck. Eingebrannte Kleidungsstücke sollten nicht vom Kinderkörper entfernt werden, da sie mit der Haut verklebt sein können.

2. Schritt: Kühlen

Das sofortige Kühlen der Wunden ergibt gleich dreifach Sinn, muss aber innerhalb der ersten Sekunden begonnen werden. Bei Hitzeverletzungen wird die Haut so heiß, dass sie innerlich weiter glüht und das umliegende Gewebe schädigt, auch wenn der Brand selbst bereits gelöscht ist. Dieses Nachglühen und die damit einhergehende Gewebezerstörung wird durch schnelles Kühlen gestoppt. Außerdem ziehen sich beim Kühlen die Blutgefäße in der Haut zusammen, was den Blutfluss verlangsamt und die Schwellung reduziert. Zuletzt hat das Kühlen den angenehmen Nebeneffekt, dass es die Schmerzempfindung reduziert.

Um zusätzlich zum Hitzeschaden die Haut nicht auch noch zu erfrieren, sollten zum Kühlen keine Coolpacks oder andere Gegenstände aus der Tiefkühltruhe verwendet werden. Die beste Wirkung hat handwarmes Wasser (15 bis 20 Grad Celsius). Halte den betroffenen Arm oder das Bein für circa 10 Minuten unter laufendes Leitungswasser. Feuchte Umschläge erfüllen ebenfalls diesen Zweck. Weil das Risiko der Unterkühlung besteht, sollte das betroffene Hautareal immer nur kleinflächig und nicht das ganze Kind gekühlt werden. Wenn ihm kalt wird, stoppe das Kühlen sofort.

Absolutes Kühlverbot gilt bei:

- Säuglingen unter einem Jahr
- großflächigen Verletzungen (mehr als zwei bis drei Handflächen deines Kindes [inklusive Finger])
- Brandwunden am Kopf oder am Rumpf

3. Schritt: Wunde versorgen

Jetzt kannst du erst einmal kurz durchatmen. Die Eilmaßnahmen habt ihr im Rekordtempo hinter euch gebracht, als Nächstes kommt die Versorgung der Wunde. Die Wundversorgung soll Keime fernhalten, Wundsekret auffangen und ein reibungsloses Abheilen gewährleisten. Es gibt verschiedene Produkte, die du dazu verwenden kannst. Bei Verbrennungen ersten Grades, also wenn die Haut gerötet, aber noch intakt ist, ist ein kühlendes Wund- oder Aloe-vera-Gel für Kinder oft angenehm, aber kein Muss. Bitte trage keine fettreichen Brandsalben oder Ähnliches auf die frische Verletzung auf, da sonst die Haut die Wärme nicht loswerden kann. Als Nächstes kannst du eine sterile Kompresse oder ein Verbandtuch auf die Rötung legen und darüber einen lockeren Verband anlegen, um die Haut zu schützen.

Ab Verbrennungen zweiten Grades, also wenn Blasen oder oberflächliche Wunden zu sehen sind, decke die Stelle mit einem sterilen, mit Aluminium beschichteten Verbandtuch ab. Es hält Bakterien ab und verklebt dabei nicht mit der Wunde. Bitte verwende keine Brandsalben oder Ähnliches, wenn Wunden oder Blasen zu sehen sind. Blasen schützen die darunter liegende Haut und sollten besser nicht geöffnet werden. Für die weitere Versorgung zu Hause desinfiziere die Haut jeden Tag mit einer alkoholfreien Desinfektionslösung und decke die Wunde mit einer mit Paraffin beschichteten Wundgaze aus der Apotheke ab. So reißt du das heilende Gewebe nicht beim nächsten Verbandswechsel direkt mit ab. Darüber kommen ein paar Kompressen zur Polsterung und zuletzt eine Fixierbinde als Stützverband, die du um die verletzte Stelle herumwickelst. Hier gilt dasselbe wie bei Schürfwunden: In der Feuchtigkeit liegt die Kraft. Um die Wunde während der Heilung feucht zu halten, kannst du ein Wundgel verwenden. Ist die Haut wieder verschlossen, braucht dein Kind keinen Verband mehr und eine Wund- und Heilsalbe kann die Abheilung auf den letzten Metern unterstützen.

Solltest du keine medizinische Wundauflagen, Pflaster oder sonstiges zur Verfügung haben, geht zur Not auch ein sauberes, trockenes Geschirr- oder Handtuch. Dann solltest du aber schnell in die Apotheke gehen und spezielle Wundauflagen besorgen. Oberflächliche Verbrennungen und Verbrühungen können echt schmerzhaft sein. Und auch die Verbandswechsel sind oft unangenehm. Damit dein Kind nicht unnötig leidet, kannst du ihm ein rezeptfreies Schmerzmittel (zum Beispiel als Zäpfchen oder Saft) geben.

4. Schritt: Wärmen

Verbrannte Haut kann ihren Aufgaben nicht nachkommen. Weil zu diesen Aufgaben auch der Schutz vor Wärmeverlust gehört, besteht bei Hitzeverletzungen das Risiko des Auskühlens. Das liegt auch daran, dass viele mit dem gutgemeinten Kühlen über das Ziel hinausschießen. Sollte dein Kind blaue Lippen bekommen, zittern oder über Kälte klagen, nimm diese Zeichen ernst. Wickle dein Kind in eine warme Decke oder in die goldene Rettungsfolie aus der Kfz-Verbandstasche ein. In solchen Fällen solltest du dein Kind unbedingt direkt von einer Ärztin oder einem Arzt untersuchen lassen.

Zögere in diesen Fällen nicht, den Notarzt anzurufen (Telefonnummer 112). Wenn du dich wohl dabei fühlst, dich mit deinem Kind selbst auf den Weg zu machen, kannst du auch Tag und Nacht in den Notaufnahmen der Krankenhäuser aufkreuzen. In weniger dramatischen Fällen empfehle ich dir einen Besuch in eurer Kinderarztpraxis.

Wann zum (Not-)Arzt

- Bei allen Hitzeverletzungen bei Babys unter einem Jahr
- Bei Brandwunden am Kopf, an den Händen oder im Intimbereich
- Bei tiefen Verbrennungen (Grad 2b oder mehr, Seite 169)
- Bei großflächigen Verletzungen, die größer sind als eine Hand (Fläche inklusive Finger) deines Kindes
- Wenn dein Kind nach einer Verbrennung krank wirkt

Denk an den Impfpass, damit sichergegangen werden kann, dass dein Kind gegen Tetanus geschützt ist. Bei verschmutzten Wunden besteht immer die Gefahr, dass Tetanus-Bakterien in die Haut eindringen und zu einem Wundstarrkrampf führen.

Die No-Gos bei der Versorgung

Du weißt nun, was im Falle einer Verbrennung oder Verbrühung zu tun ist und wie du deinem Kind hilfst. Du kannst aber auch das Gegenteil bewirken, indem du bei Brandverletzungen zu Hausmitteln greifst. Leider halten sich manche Mythen beim Thema Brandwunden so hartnäckig, dass wir sie an dieser Stelle noch einmal erwähnen möchten.

Ganz grundsätzlich gilt: Verwende nur medizinische Produkte. Die Hitzewunde deines Kindes verträgt keine kulinarischen Abenteuer, deswegen bitte nicht Mehl, Butter, Öl, Bananenschalen oder sonstige Zutaten aus der Küche auftragen. Weil das Kariesrisiko bei Brandwunden null Prozent beträgt, ist Zahnpasta ebenfalls Quatsch. Zahnpasta desinfiziert nicht, wie manche glauben, sondern reizt die Wunde und behindert die Heilung. Brandblasen lässt du am besten in Ruhe, weil Herumstochern in Eigenregie Keime in die Wunde bringen und so Infektionen verursachen kann. Ein intaktes Blasendach ist außerdem ein super Schutz für die Brandwunde, weil sie diese schön feucht und sauber hält und die Wundheilung beschleunigt.

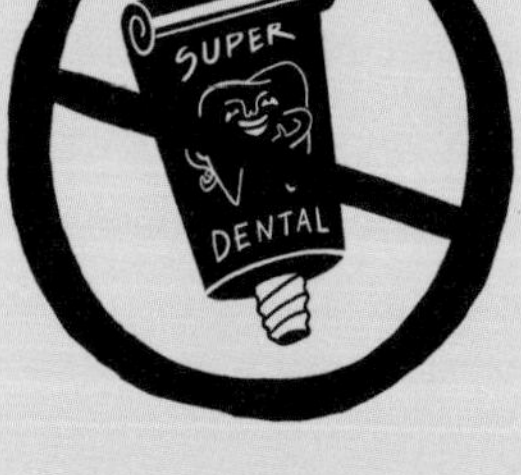

Zahnpasta auf Verbrennungen ist ein No-Go.

Pigmentflecken nach Entzündungen

Im Gegensatz zu den meisten Regalen im Kinderzimmer sind die Zellen in der Haut extrem gut organisiert. Jede von ihnen hält sich genau an den Plan. Deswegen können wir uns tagein, tagaus auf unsere Haut verlassen. Wenn die Haut aber verletzt wird, zum Beispiel, wenn sich dein Kind beim Sturz mit dem Dreirad ein Knie aufschlägt, entgleist diese Ordnung. Fremde Keime dringen ein und liefern sich erbitterte Gefechte mit der Immunabwehr, Zellen sterben ab und es bricht stellenweise Chaos in der Haut aus, wie in einem überfüllten Zugabteil. Auch die Pigmentzellen werden von diesem Chaos erfasst. Sie reagieren, indem sie panikartig ihren dunklen Hautfarbstoff ausschütten. Ein gefundenes Fressen für die Fresszellen, die direkt damit beginnen, den freigewordenen Hautfarbstoff zu verschlingen. Lecker! Zum Verdauen ziehen sie sich dann in tiefere Hautschichten zurück und wollen mit dem Getöse nichts mehr zu tun haben, das sich weiter oben abspielt.

Das ist der Mechanismus, der hinter den dunklen Flecken steckt, die manchmal nach Wunden oder Hautentzündungen jeder Art auftreten (postinflammatorische Hyperpigmentierungen). Alles, was eine Hautentzündung oder einen Hautschaden verursacht, kann auch Flecken an der Haut hinterlassen. Neurodermitis, Aknepickel, Verbrennungen oder Sonnenschäden führen bei manchen Kindern zu dunklen Flecken. Es sind aber nicht alle Kinder von Pigmentflecken gleichermaßen betroffen. Besonders bei Kindern mit dunklerer Hautfarbe tauchen sie öfter auf, weil die Pigmentproduktion insgesamt höher ist. Es kann aber gerade bei dunklerer Haut auch vorkommen, dass die Entzündung die pigmentbildenden Zellen schädigt und die Stellen deswegen heller bleiben. Zum Glück sind Pigmentflecken absolut harmlos und gehen meist sogar wieder von allein weg. Wie lange es dauert, bis sie vollständig verschwunden sind, hängt davon ab, in welcher Hautschicht das Pigmentproblem sitzt. Oberflächliche Pigmentablagerungen sind nach ein paar Monaten wieder weg. Wenn sich aber die Fresszellen in die Tiefe zurückgezogen haben, kann es mitunter Jahre dauern, bis der dunkle Fleck vollständig verschwindet. Hier braucht man also viel Geduld und einen täglichen Sonnenschutz inklusive einer Sonnencreme (mineralische UV-Filter mit Lichtschutzfaktor 50), damit der Pigmentfleck nicht noch dunkler wird.

Narben

Narben haben einen viel zu schlechten Ruf. Natürlich gibt es große, entstellende Narben, die sich niemand wünscht. Die sind zum Glück aber selten. Die meisten Narben bei Kindern sind klein, und nach einigen Jahren ist kaum noch etwas von ihnen zu sehen. Jeder Kratzer und jede Narbe erzählt von Abenteuern, dem tapfer ausgestandenen Sturz vom Dreirad oder der überstandenen Pickelpubertät. Als Zeichen unserer Widerstandskraft zeugen sie von überwundenen Verletzungen und erzählen die Geschichten unseres Lebens.

Nicht jede Verletzung hinterlässt eine Narbe. Das gilt für Liebeskummer, aber vor allem für Kinderhaut, denn die heilt besonders schnell. Ob sich die Haut von selbst wieder so zusammenflickt, als sei nichts gewesen, oder ob eine dauerhafte Narbe zurückbleibt, hängt vor allem mit der Tiefe der Verletzung zusammen. Eine Schürfwunde, zum Beispiel, heilt normalerweise folgenlos ab. Das liegt daran, dass nur oberflächliche Hautschichten verletzt werden (Epidermis und obere Lederhaut). Wenn eine tiefe Hautverletzung entsteht (bis in die tiefe Lederhaut oder darunter), kann sich die Haut nicht einfach wieder verschließen, sondern sie muss improvisieren und mit einer Alternative um die Ecke kommen. Als Ersatzhaut bildet sie eine Narbe, die aus straffem, kollagenhaltigem Bindegewebe besteht. Sie wird schnell produziert und die Wunde damit verschlossen. Geschwindigkeit geht hier vor Schönheit. Das Wichtigste ist, dass gefährliche Infektionen durch eine offene Wunde abgewehrt werden und die Körperhülle wieder intakt ist.

Auch wenn es auf den ersten Blick nicht so erscheint, tut sich in den Monaten nach der Verletzung noch einiges in der Narbe. Anfangs ist sie etwas gerötet, weil neue Blutgefäße eingewachsen sind. Später erscheint sie im Vergleich zur umliegenden Haut blass. Das liegt daran, dass an Bord der Ersatzhaut kein Platz für die Pigmentzellen ist. Eine große Rolle für das spätere Aussehen der Narbe spielt außerdem der Ort, an der die Haut verletzt wurde. Narben, die an viel beanspruchten Stellen wie Schulter oder Knie entstehen, werden oft breiter und auffälliger. Dasselbe gilt auch für Wunden, die sich infiziert haben.

Wie bei einem Liebeskummer auch, braucht es Zeit, bis die Narbenheilung abgeschlossen ist. Erst nach ein bis zwei Jahren hat die Narbe ihr finales Aussehen erreicht.[71]

Je jünger das Kind ist, desto besser ist auch seine Fähigkeit zur Regeneration. Bei Säuglingen können sogar tiefere Wunden narbenlos abheilen. Bei Kindern sind die Reparationskräfte so groß, dass sie allerdings manchmal auch über das Ziel hinausschießen. Dann hört die Narbe nicht auf zu wachsen, wenn die Wunde aufgefüllt ist, sondern wächst unbeirrbar weiter und bildet einen Wulst auf der Haut. Solche überschießenden Narben können auch bei Erwachsenen vorkommen, bei Kindern sind sie aber besonders häufig. Von den Betroffenen werden sie oft als störend empfunden, nicht nur weil sie durch ihre Größe ins Auge springen, sondern auch weil sie jucken und schmerzhaft sein können. Diese übertriebene Narbenbildung, auch Narbenkeloid genannt, findet man häufig bei mehreren Mitgliedern einer Familie und bei Menschen mit dunklerer Haut. Wenn also in deiner Familie eine Neigung zu Wulstnarben besteht, ist es besser, auf Ohrringe und unnötige Operationen an der Haut zu verzichten.

TIPP

Narben richtig pflegen

Das Ziel einer erfolgreichen Narbenpflege ist eine unauffällige Narbe, die dein Kind weder optisch stört noch sonstige Probleme macht.

1. **Reizung vermeiden:** Achte darauf, dass während des Heilungsprozesses keine Spannung, Zug und Reibung den Heilungsprozess aus der Ruhe bringt.
2. **Reinigung mit Wasser und milder Seife:** In den ersten Wochen besser kurz duschen als baden, damit die Narbe nicht zu sehr aufweicht.
3. **Hautpflege:** Creme mehrfach am Tag eine fetthaltige Creme (oder Vaseline) auf die Narbe. So verhinderst du Feuchtigkeitsverlust und hältst die Narbe weich und geschmeidig.
4. **Sonnenschutz:** Vor allem im ersten Jahr ist konsequenter UV-Schutz sehr wichtig. Schütze die Narbe täglich und ganzjährig vor der Sonne.
5. **Narbenmassagen bei größeren Narben:** Massagen unterstützen eine günstige Narbenentwicklung, lindern Juckreiz und Schmerzen und verbessern die Dehnbarkeit der Haut. Massiere größere Narben dafür zwei- bis fünfmal täglich für etwa drei bis fünf Minuten mit sanften, kreisenden Bewegungen und lockere so das Narbengewebe.
6. **Silikonbehandlung:** Kein Muss, aber für größere Narben (zum Beispiel nach Operationen oder Verbrennungen), Narben im Gesicht oder bei einer Neigung zu wulstigen Narben kann eine Silikonbehandlung hilfreich sein, wenn sie frühzeitig begonnen wird. Verwende dazu entweder ein Silikongel (zweimal täglich für 3 bis 12 Monate, gut für Gesicht, Hände, Füße oder über Gelenken) oder eine Silikonfolie (12 bis 24 Stunden pro Tag für 3 bis 12 Monate, sinnvoll bei flächigen Narben an nicht sichtbaren Stellen) aus der Apotheke.

Anhang

Was gehört in die Kinderhaut-Hausapotheke?

Produkt	Zweck	Anwendung
Pflegecreme für Kinder	Für die tägliche Pflege trockener oder empfindlicher Haut	Sanft auf die gereinigte Haut auftragen, täglich oder bei Bedarf
Vaseline oder andere fettige Salben	Bei sehr trockener Haut, bei Narben, als Barriereschutz	Dünn auf die betroffenen Hautstellen auftragen
Sauberes Baumwoll- oder Leinentuch bzw. Kompressen	Für feuchte Umschläge bei Entzündungen oder Schwellungen	Mit Wasser, Kochsalzlösung oder Schwarztee befeuchten und auf die Haut legen
Coolpack	Bei Juckreiz, z. B. nach Insektenstichen oder bei Sonnenbrand	Gekühlt in ein Tuch wickeln und auf die betroffene Stelle legen
Desinfektionsspray für Wunden und Hände	Für kleine Schürfwunden und Kratzer und zur Händedesinfektion	Auf die Wunde sprühen und trocknen lassen
Desinfizierendes Gel (mit Octenidin oder Polihexanid)	Zur Desinfektion und Feuchthaltung von Wunden und bei Hautinfektionen	Direkt auf die Wunde auftragen und nach Bedarf wiederholen
Sterile Kompressen 10x10 cm	Für die Reinigung und Abdeckung von Wunden	Auf die gereinigte Wunde legen, anschließend fixieren
Kühlendes Wundgel	Bei Insektenstichen zur Juckreizlinderung und zur Kühlung bei Verbrennungen und kleinen Wunden	Sanft auf den Insektenstich oder die verletzte Haut auftragen
Paraffinbeschichtete Wundgaze	Zur Versorgung von oberflächlichen Wunden und Verbrennungen	Nach der Desinfektion Wunde abdecken und darüber Kompressen und Fixierbinde anlegen
Aluminiumbeschichtetes Verbandtuch	Erste Hilfe bei großflächigen Wunden und Verbrennungen	Wunde mit Verbandtuch locker abdecken und fixieren

Sterile physiologische Kochsalzlösung	Zum Ausspülen von verunreinigten Wunden oder für feuchte Umschläge	Mit einem sterilen Tuch auf die betroffene Stelle tupfen oder Kompresse darin tränken
Elastische Mullbinde	Zum Fixieren von Umschlägen und von Verbänden	Sanft um den Umschlag oder Verband wickeln und sichern
Pflaster in verschiedenen Größen	Zur Abdeckung kleiner Wunden und Kratzer	Direkt auf die saubere Wunde kleben und bei Bedarf wechseln
Zinkoxid-Schüttelmixtur	Zum Austrocknen nässender Ekzeme oder Bläschen und bei Juckreiz	Gut schütteln und auf die Haut auftragen
Läusekamm (Zinkenabstand <0,3 mm, helle Farbe, mit Lupe)	Bei Läusebefall zur mechanischen Entfernung der Läuse	Strähne für Strähne alle Haare durchkämmen
Zeckenkarte/ Zeckenpinzette	Zur sicheren Entfernung von Zecken	Die Zecke nah an der Haut greifen und vorsichtig gerade aus der Haut herausziehen
Splitterpinzette	Zur Entfernung kleiner Splitter aus der Haut oder Fremdkörper aus Wunden	Mit der Spitze der Pinzette Splitter oder Fremdkörper greifen und herausziehen

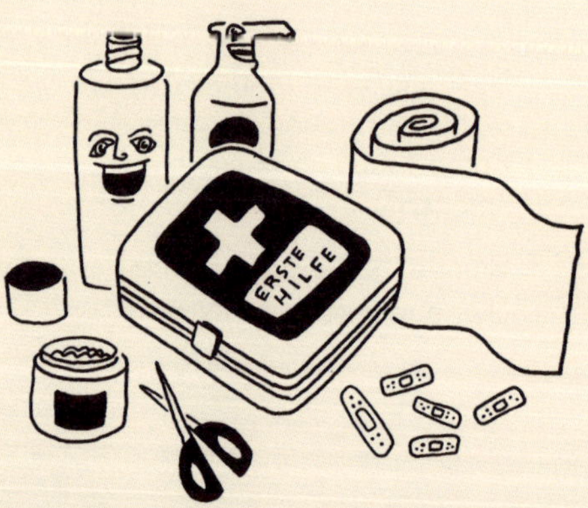

Wenn du mehr erfahren willst

Gesunde Kinderhaut

Auf Spotify: Haut + Herz Podcast
Instagram: @die_kinderhaut_docs

Allergien

Deutscher Allergie- und Asthmabund (DAAB): www.daab.de

Alles rund um die Gesundheit von Kindern und Jugendlichen

Gesundheitsportal des Bundesverbandes der Kinder- und Jugendärzt*innen: www.bvkj.de

Kinder- und Jugendärzte im Netz: www.kinderaerzte-im-netz.de

Chronische Hauterkrankungen

Deutsche Stiftung Kinderdermatologie: www.stiftung-kinderdermatologie.de

Ernährung

Deutsche Gesellschaft für Ernährung: www.dge.de

Erste Hilfe

Deutsches Rotes Kreuz: www.drk.de

Infektionen und Impfungen

Robert-Koch-Institut: www.rki.de

Inhaltsstoffe in Kosmetik

Wissenschaftlicher Ausschuss Verbrauchersicherheit der Europäischen Kommission: https://health.ec.europa.eu/

Bundesinstitut für Risikobewertung: www.bfr.bund.de

Krätze (Skabies)

Informationen über https://www.infektionsschutz.de/erregersteckbriefe/kraetze-skabies/
Behandlungstipps: www.scabivideo.de

Läuse

Informationen über www.pediculosis-gesellschaft.de

Leitlinien für Diagnostik und Behandlung häufiger Hautkrankheiten

Arbeitsgemeinschaft der Wissenschaftlichen Medizinischen Fachgesellschaften e.V.: www.awmf.org

Naturheilkunde

Amarell C., Dietrich. (2018): *So bleibt mein Kind natürlich gesund. Sanft heilen und vorbeugen mit Hausmitteln, Akupressur und Homöopathie.* ZS Verlag der Edel Verlagsgruppe, Hamburg

Nesselsucht

Nesselsucht Info: www.nesselsuchtinfo.de

Neurodermitis

Bitte Berühren: www.neurodermitis.bitteberuehren.de
Deutscher Neurodermitis Bund e.V.: www.neurodermitis-bund.de
Arbeitsgemeinschaft Neurodermitis Schulung e.V.: www.neurodermitisschulung.de

Psoriasis

Deutscher Psoriasis Bund e.V.: www.psoriasis-bund.de

Skin of Color

Hautklinik der Charité- Universitätsmedizin Berlin, Einheit Skin of Color Dermatologie: www.derma.charite.de
Skin of Color Society: www.skinofcolorsociety.org

Sonnenschutz

Deutsche Krebsgesellschaft: www.krebsgesellschaft.de

Bundesamt für Strahlenschutz: www.bfs.de
SunPass Projekt für Hautkrebsprävention in Betreuungseinrichtungen: www.berliner-krebsgesellschaft.de/praevention/hautkrebs-praevention/projekt-sunpass

Verbrennungen

Paulinchen e.V.: www.paulinchen.de

Quellen

1 Maymone, M. B. C., Watchmaker, J. D.; Dubiel, M. et al. (2019): *Common Skin Disorders in Pediatric Skin of Color.* Journal of Pediatric Health Care: Official Publication of National Association of Pediatric Nurse Associates & Practitioners, 33(6), S. 727–737

2 Höger, P. H. (2022): *Kinderdermatologie.* 4. Auflage. Thieme Verlag. Stuttgart. S. 23

3 Bouabbache, S., Pouradier, F., Panhard, S., Chaffiotte, C. und Loussouarn, G. (2019): *Exploring some characteristics (density, anagen ratio, growth rate) of human body hairs. Variations with skin sites, gender and ethnics.* International Journal of Cosmetic Science, 41(1), S. 46–54

4 ebd.

5 Höger, P. H. (2022): *Kinderdermatologie.* 4. Auflage. Thieme Verlag. Stuttgart. S. 25

6 Zouboulis, C. C. (2004): *Acne and sebaceous gland function.* Clinics in Dermatology, 22(5), S. 360–366

7 Sutaria, N.; Adawi, W.; Goldberg, R. et al. (2022): *Itch: Pathogenesis and treatment.* Journal of the American Academy of Dermatology, 86(1), S. 17–34

8 Saitoh, A.; Nirei, J.; Tanaka, T., Haniu, H., Sakai, T., Okubo, S. und Hirano, H. (2020): *Skin thickness in neonates: Implications for intradermal vaccination.* Vaccine, 38(35), S. 5659–5664

9 Höger, P. H. (2022): *Kinderdermatologie.* 4. Auflage. Thieme Verlag. Stuttgart. S. 25

10 Phillips, R. (2013): *The Sacred Hour: Uninterrupted Skin-to-Skin Contact Immediately After Birth.* Newborn and Infant Nursing Reviews, 13(2), S. 67–72

11 Bigelow, A.; Power, M.; MacLellan-Peters, J. et al. (2012): *Effect of mother/infant skin-to-skin contact on postpartum depressive symptoms and maternal physiological stress.* Journal of Obstetric, Gynecologic, and Neonatal Nursing: JOGNN, 41(3), S. 369–382

12 Velandia, M.; Matthisen, A.-S.; Uvnäs-Moberg, K. und Nissen, E. (2010): *Onset of vocal interaction between parents and newborns in skin-to-skin contact immediately after elective cesarean section.* Birth, 37(3), S. 192–201

13 Croitoru, D. O. und Piguet, V. (2019): *A Mother's Touch: Emerging Roles in Development of the Cutaneous Microbiome.* The Journal of Investigative Dermatology, 139(12), S. 2414–2416

14 Stokholm, J.; Thorsen, J.; Blaser, M. J. et al. (2020): *Delivery mode and gut microbial changes correlate with an increased risk of childhood asthma.* Science Translational Medicine, 12(569), eaax9929

15 Liu, Y.; Li, H.-T.; Zhou, S.-J. et al. (2023): *Effects of vaginal seeding on gut microbiota, body mass index, and allergy risks in infants born through cesarean delivery: A randomized clinical trial.* American Journal of Obstetrics & Gynecology MFM, 5(1), S. 100793

16 Mueller, N. T.; Bakacs, E.; Combellick, J. et al. (2015): *The infant microbiome development: Mom matters.* Trends in Molecular Medicine, 21(2), S. 109–117

17 Chen, Y.; Knight, R. und Gallo, R. L. (2023): *Evolving approaches to profiling the microbiome in skin disease.* Frontiers in Immunology, 14, S. 1151527

18 Ryguła, I.; Pikiewicz, W.; Grabarek, B. O. et al. (2024): *The Role of the Gut Microbiome and Microbial Dysbiosis in Common Skin Diseases.* International Journal of Molecular Sciences, 25(4), S. 1984

19 Witkowska-Zimny, M.; Kamińska-El-Hassan, E. und Wróbel, E. (2019): *Milk Therapy: Unexpected Uses for Human Breast Milk.* Nutrients, 11(5), S. 944

20 Kirk, A. H. P.; Yang, J.; Sim, W. C. et al. (2019): *Systematic Review of the Effect of Topical Application of Human Breast Milk on Early Umbilical Cord Separation.* Journal of Obstetric, Gynecologic, and Neonatal Nursing: JOGNN, 48(2), S. 121–130

21 Kasrae, H.; Amiri Farahani, L. und Yousefi, P. (2015): *Efficacy of topical application of human breast milk on atopic eczema healing among infants: A randomized clinical trial.* International Journal of Dermatology, 54(8), S. 966–971

22 Stewart, D., Benitz, W. und COMMITTEE ON FETUS AND NEWBORN (2016): *Umbilical Cord Care in the Newborn Infant.* Pediatrics, 138(3), e20162149

23 Botvid, S.; Simonsen, A. B.; Jørgensen, C. et al. (2023): *Fragrance allergens in cosmetic products marketed for children in Denmark.* Contact Dermatitis, 89(5), S. 374–381

24 Low, K. Y. und Wallace, M. (2019): *Prevalence of potential contact allergens in baby cosmetic products.* Clinical and Experimental Dermatology, 44(4), S. 411–413

25 Burdall, O.; Willgress, L. und Goad, N. (2019): *Neonatal skin care: Developments in care to maintain neonatal barrier function and prevention of diaper dermatitis.* Pediatric Dermatology, 36(1), S. 31–35

26 Carr, A. N.; DeWitt, T.; Cork, M. J. et al. (2020): *Diaper dermatitis prevalence and severity: Global perspective on the impact of caregiver behavior.* Pediatric Dermatology, 37(1), S. 130–136

27 Höger, P. H. (2022): *Kinderdermatologie.* 4. Auflage. Thieme Verlag. Stuttgart, S. 113

28 Kanada, K. N.; Merin, M. R.; Munden, A. und Friedlander, S. F. (2012): *A prospective study of cutaneous findings in newborns in the United States: correlation with race, ethnicity, and gestational status using updated classification and nomenclature.* Journal of Pediatrics,161(2), S. 240–245

29 Höger, P. H. (2022): *Kinderdermatologie.* 4. Auflage. Thieme Verlag. Stuttgart. S. 221

30 Saiyed, F. K.; Hamilton, E. C. und Austin, M. T. (2017): *Pediatric melanoma: Incidence, treatment, and prognosis.* Pediatric Health, Medicine and Therapeutics, 8, S. 39–45

31 Höger, P. H. (2022). *Kinderdermatologie.* 4. Auflage. Thieme Verlag. Stuttgart. S. 137

32 Monteagudo, B.; Labandeira, J.; Cabanillas, M. et al. (2012): *Prevalence of milia and palatal and gingival cysts in Spanish newborns.* Pediatric Dermatololgy, 29(3), S. 301–305

33 Williams, J. V.; Eichenfield LF, Burke, B. L. et al. (2005): *Prevalence of scalp scaling in prepubertal children.* Pediatrics.115(1), S. e1–6

34 Neri, I.; Piccolo, V.; Cocchi, G. et al. (2013): *Hair in newborns and infants: Clinical and dermoscopic evaluation of*
45 cases. The British Journal of Dermatology, 169(4), S. 896–900

35 Cutrone, M. und Grimalt, R. (2005): *Transient neonatal hair loss: A common transient neonatal dermatosis.* European Journal of Pediatrics, 164(10), S. 630–632

36 Dennis, L . K,; Vanbeek, M. J.; Beane Freeman, L. E. et al. (2008): *Sunburns and risk of cutaneous melanoma: does age matter? A comprehensive meta-analysis.* Annals of Epidemiology, 18(8), S. 614–627

37 Ott, H. und Lange, L. (2022): *Kinderallergologie in Klinik und Praxis.* 2. Auflage. Springer Verlag. Heidelber, S. 49–58

38 Luukkonen, J.; Moustgaard, H.; Martikainen, P. und Remes, H. (2024): *Does having siblings really protect against childhood atopic diseases? A total population and within-family analysis.* European Journal of Epidemiology, 39(3), S. 289–298

39 ebd.

40 Neale, H.; Garza-Mayers, A. C.; Tam, I. und Yu, J. (2021): *Pediatric allergic contact dermatitis. Part I: Clinical features and common contact allergens in children.* Journal of the American Academy of Dermatology, 84(2), S. 235–244

41 Botvid, S.; Simonsen, A. B.; Jørgensen, C. et al. (2023): *Fragrance allergens in cosmetic products marketed for children in Denmark.* Contact Dermatitis, 89(5), S. 374–381

42 Hagenström, K.; Sauer, K.; Mohr, N. et al. (2021): *Prevalence and Medications of Atopic Dermatitis in Germany: Claims Data Analysis.* Clinical Epidemiology, 13, S. B593–602

43 Höger, P. H. (2022): *Kinderdermatologie.* 4. Auflage. Thieme Verlag. Stuttgart, S. 274

44 Chu, D. M.; Ma, J.; Prince, A. L. et al. (2017): *Maturation of the infant microbiome community structure and function across multiple body sites and in relation to mode of delivery.* Nature Medicine, 23(3), S. 314–326

45 Werfel, T.; Heratizadeh, A.; Aberer, W. et al. (2024): *S3 Guideline Atopic dermatitis: Part 1 - General aspects, topical and non-drug therapies, special patient groups.* Journal der Deutschen Dermatologischen Gesellschaft, 22(1), S. 137–153

46 Volke, A.; Toompere, K.; Laisaar, K.-T. et al. (2022): *12-month prevalence of atopic dermatitis in resource-rich countries: A systematic review and meta-analysis.* Scientific Reports, 12(1), S. 15125

47 Augustin, M.; Glaeske, G.; Radtke, M. A. et al. (2010): *Epidemiology and comorbidity of psoriasis in children.* The British Journal of Dermatology, 162(3), S. 633–636

48 Bundeszentrale für gesundheitliche Aufklärung (Stand: 26.8.2021). *Ringelröteln: Informationen über Krankheitserreger beim Menschen – Hygiene schützt!* https://www.infektionsschutz.de/erregersteckbriefe/ringelroeteln/ (zuletzt abgerufen am 8.12.2024)

49 Stone, R. C.; Micali, G. A. und Schwartz, R. A. (2014): *Roseola infantum and its causal human herpesviruses.* International Journal of Dermatology, 53(4), S. 397–403

50 Robert Koch-Institut (Stand: 29.10.2024). *Masern – Antworten auf häufig gestellte Fragen zur Schutzimpfung gegen Masern.* https://www.rki.de/SharedDocs/FAQ/Impfen/MMR/FAQ_Uebersicht_MSG.html (zuletzt abgerufen am 4.11.2024)

51 ebd.

52 ebd.

53 ebd.

54 Zuberbier, T.; Altrichter, S.; Bauer, S. et al. (2023): *S3 Guideline Urticaria. Part 1: Classification and diagnosis of urticaria – German-language adaptation of the international S3 Guideline.* Journal der Deutschen Dermatologischen Gesellschaft, 21(1), S. 81–93

55 Höger, P. H. (2022): *Kinderdermatologie.* 4. Auflage. Thieme Verlag. Stuttgart. S. 327

56 Holtfreter, S.; Grumann, D.; Balau, V. et al. (2016): *Molecular Epidemiology of Staphylococcus aureus in the General Population in Northeast Germany: Results of the Study of Health in Pomerania (SHIP-TREND-0).* Journal of Clinical Microbiology, 54(11), S. 2774–2785

57 Szafrańska, A. K.; Junker, V.; Steglich, M. und Nübel, U. (2019): *Rapid cell division of Staphylococcus aureus during colonization of the human nose.* BMC Genomics, 20(1), S. 229

58 Kuwabara, A. M.; Rainer, B. M.; Basdag, H. und Cohen, B. A. (2015): *Children with Warts: A Retrospective Study in an Outpatient Setting.* Pediatric Dermatology, 32(5), S. 679–683

59 Spanos, N. P.; Stenstrom, R. J. und Johnston, J. C. (1988): *Hypnosis, placebo, and suggestion in the treatment of warts.* Psychosomatic Medicine, 50(3), S. 245–260

60 Spanos, N. P.; Williams, V. und Gwynn, M. I. (1990): *Effects of hypnotic, placebo, and salicylic acid treatments on wart regression.* Psychosomatic Medicine, 52(1), S. 109–114

61 Ewin, D. M. (1992). *Hypnotherapy for warts (verruca vulgaris): 41 consecutive cases with 33 cures.* The American Journal of Clinical Hypnosis, 35(1), S. 1–10

62 Basdag, H.; Rainer, B. M. und Cohen, B. A. (2015): *Molluscum contagiosum: To treat or not to treat? Experience with 170 children in an outpatient clinic setting in the northeastern United States.* Pediatric Dermatology, 32(3), S. 353–357

63 Kupsch, C.; Berlin, M. und Gräser, Y. (2017): *Dermatophyten und Meerschweinchen: Eine unterschätzte Gefahr?* Der Hautarzt, 68(10), S. 827–830

64 Robert Koch-Institut (Stand: 28.11.2024): *Zecken-übertragene Erkrankungen – Antworten auf häufig gestellte Fragen zu Zecken, Zeckenstich, Infektion.* https://www.rki.de/SharedDocs/FAQ/FSME/Zecken/Zecken.html?nn=2398130 (zuletzt abgerufen am 8.12.2024)

65 ebd.

66 Strle, F.; Pleterski-Rigler, D.; Stanek, G. et al. (1992): *Solitary borrelial lymphocytoma: Report of 36 cases.* Infection, 20(4), S. 201–206

67 Robert-Koch-Institut (Stand: 19.9.2022): *Ratgeber – Kopflausbefall.* (o. J.). https://www.rki.de/DE/Content/Infekt/EpidBull/Merkblaetter/Ratgeber_Kopflausbefall.html (zuletzt abgerufen am 8.12.2024)

68 Robert Koch-Institut (Stand: 15.10.2024): *Ratgeber – Skabies.* https://www.rki.de/DE/Content/Infekt/EpidBull/Merkblaetter/Ratgeber_Skabies.html (zuletzt abgerufen am 8.12.2024)

69 Sunderkötter, C.; Feldmeier, H.; Fölster-Holst, R. et al. (2016): *S1 guidelines on the diagnosis and treatment of scabies – Short version.* Journal der Deutschen Dermatologischen Gesellschaft, 14(11), S. 1155–1167

70 Paulinchen e.V. Initiative für brandverletzte Kinder. https://www.paulinchen.de/tag-des-brandverletzten-kindes/ (zuletzt abgerufen am 8.12.2024)

71 Jones, N. (2010): *Scar tissue.* Current Opinion in Otolaryngology & Head and Neck Surgery, 18(4), S. 261–265

Weitere verwendete Literatur

Basdag, H.; Rainer, B. M. und Cohen, B. A. (2015): *Molluscum contagiosum: To treat or not to treat? Experience with 170 children in an outpatient clinic setting in the northeastern United States*. Pediatric Dermatology, 32(3), S. 353–357

Chu, V. und Ong, P. Y. (2024): *Constant vigilance! Managing threats to the skin barrier.* Annals of Allergy, Asthma & Immunology: Official Publication of the American College of Allergy, Asthma, & Immunology, 132(6), S. 678–685

Di Pietrantonj, C.; Rivetti, A.; Marchione, P. et al (2020): *Vaccines for measles, mumps, rubella, and varicella in children.* Cochrane Database of Systematic Reviews. https://doi.org/10.1002/14651858.CD004407.pub4

Infektionsprävention im Rahmen der Pflege und Behandlung von Patienten mit übertragbaren Krankheiten: Empfehlung der Kommission für Krankenhaushygiene und Infektionsprävention (KRINKO) beim Robert Koch-Institut. (2015): Bundesgesundheitsblatt – Gesundheitsforschung – Gesundheitsschutz, 58(10), S. 1151–1170

Kopp, M. V.; Muche-Borowski, C.; Abou-Dakn, M. et al. (2022): *S3 guideline Allergy Prevention.* Allergologie Select, 6, S. 61–97

Stamatas, G. N.; Roux, P.-F.; Boireau-Adamezyk, E. et al (2023): *Skin maturation from birth to 10 years of age: Structure, function, composition and microbiome.* Experimental Dermatology, 32(9), S. 1420–1429

Sunderkötter, C.; Wohlrab, J. und Hamm, H. (2021): *Scabies: Epidemiology, diagnosis, and treatment.* Deutsches Ärzteblatt international, 118(41), S. 695-704

Vasileiadis, V.; Najem, S.; Reinshagen, K. et al. (2024): *Fluid and burns in children: What we know and what we do not know – a retrospective analysis of the German Burn Registry from 2015 to 2022.* European Journal of Pediatrics, 183(12), S. 5479–5488

Was die Reproduktionszahl R bedeutet. (2020(e)ko Oktober 14). BR2: www.br.de/nachrichten/wissen/was-bedeutet-die-reproduktionszahl-r,RwQHkDb##

Sachregister

Dank

Vielen Dank an unsere Partnerin und unseren Partner: Joanna King und Karl Braun. Außerdem gilt unser besonderer Dank Andreas Pinter, Catharina Amarell, Nora Kayser, Katharina May, Charlotte Bonorden-Radtke, Charlotte Mihaljevic, Carina Weiß, Inge und Roland Bauerdorf sowie Claudia, Bertram und Betina Fischer.

Über die Autoren

Dr. Tatjana Braun hat sich nach ihrer Weiterbildung zur Hautfachärztin an der Technischen Universität München der Hautgesundheit von Kindern und Jugendlichen verschrieben. Sie war als Oberärztin am Universitätsklinikum Frankfurt tätig und arbeitet heute als selbstständige Hautärztin in Berlin. Sie gründete für Familien die Onlinepraxis »Little Skindoctor« für eine 24/7 dermatologische Beratung und informiert gemeinsam mit Dr. Felix King in ihrem Podcast »Haut + Herz« und auf und auf Social Media als »die_kinderhaut_docs« zu ihrem Herzensthema gesunde Kinderhaut.

Dr. Felix King entschied sich nach seinem Medizinstudium, sein Berufsleben dem Thema Haut zu widmen. Also ließ er sich an der Hautklinik der Technischen Universität München weiterbilden. Heute ist er in einer Praxis in Berlin tätig. Neben seiner ärztlichen Tätigkeit arbeitet er als Designer und Illustrator. Zusammen mit Dr. Tatjana Braun ist er Co-Host des Gesundheitspodcasts »Haut + Herz«.

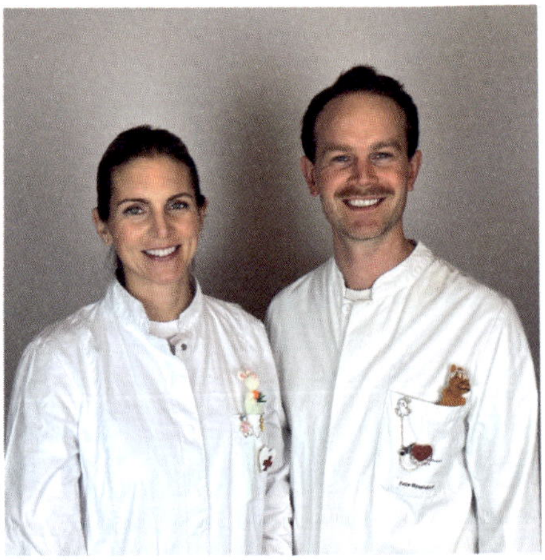

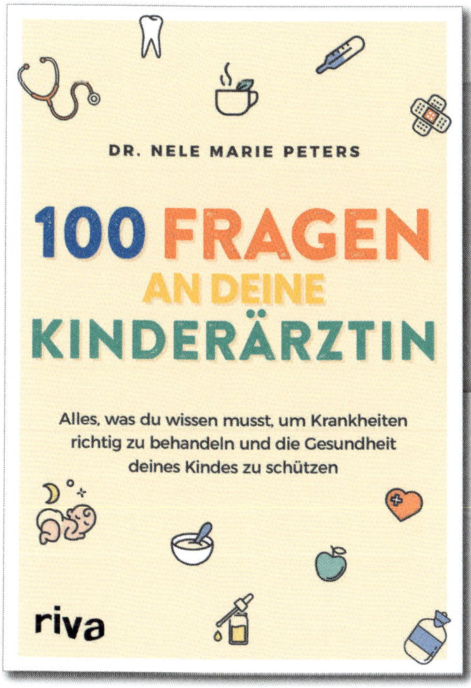

Auch als **E-Book** erhältlich

208 Seiten
16,00 € (D) | 16,50 € (A)
ISBN 978-3-7423-2462-7

Dr. med. Nele Marie Peters

100 Fragen an deine Kinderärztin

Alles, was du wissen musst, um Krankheiten richtig zu behandeln und die Gesundheit deines Kindes zu schützen

Ob Bauchweh, Pseudokrupp, Zahnschmerzen, Hand-Fuß-Mund oder Lause – geplagte Eltern können von diesen Kinderkrankheiten ein Lied singen. Ein Besuch in der oftmals überfüllten Kinderarztpraxis kostet zusätzlich Zeit und Nerven. Damit sie mit kleinen Wehwehchen, aber auch mit größeren Beschwerden zukünftig selbst umzugehen wissen, liefert Kinderärztin Dr. Nele Marie Peters mit ihrem Buch umfassende Hilfestellung. Mit klaren und präzisen Antworten geht sie auf 100 häufige Fragen wie »Ist Fieber gefährlich?« oder »Was hilft bei Ohrenschmerzen?« ein und gibt wertvolle Ratschläge zur Behandlung sowie zur Unterstützung des Immunsystems. Übersichtlich und verständlich bekommen Eltern schnelle und effektive Praxistipps und werden über zahlreiche Mythen aufgeklärt. So können Mütter und Väter ihren Kindern bis zehn Jahren auch ohne Arztbesuch helfen und sicherstellen, dass es ihnen gut geht!

riva